外科精要

（第二版）

宋·陈自明◎著

顾　漫◎校注

质文化遗产临床经典读本

第一辑

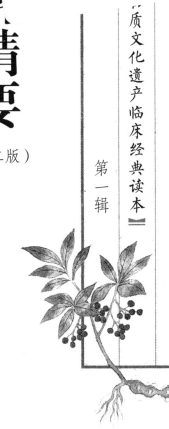

中国健康传媒集团

中国医药科技出版社

图书在版编目（CIP）数据

外科精要 /（宋）陈自明著；顾漫校注 . —2 版 . — 北京：中国医药科技出版社，2019.7

（中医非物质文化遗产临床经典读本）

ISBN 978-7-5214-0818-8

Ⅰ . ①外⋯　Ⅱ . ①陈⋯ ②顾⋯　Ⅲ . ①中医外科学—中国—宋代　Ⅳ . ① R26

中国版本图书馆 CIP 数据核字（2019）第 032413 号

美术编辑　陈君杞
版式设计　也　在

出版　**中国健康传媒集团** | 中国医药科技出版社

地址　北京市海淀区文慧园北路甲 22 号

邮编　100082

电话　发行：010－62227427　邮购：010－62236938

网址　www.cmstp.com

规格　880×1230mm $\frac{1}{32}$

印张　3 $\frac{1}{8}$

字数　60 千字

初版　2010 年 12 月第 1 版

版次　2019 年 7 月第 2 版

印次　2019 年 7 月第 1 次印刷

印刷　三河市百盛印装有限公司

经销　全国各地新华书店

书号　ISBN 978-7-5214-0818-8

定价　**15.00 元**

获取新书信息、投稿、为图书纠错，请扫码联系我们。

《外科精要》一书为中医治疗痈疽之专论，南宋·陈自明著。全书凡上、中、下三卷，计五十四论。卷上大体为概论，第一论名为"要诀"，乃全书之总纲，为痈疽病因病机、治则治法、外方用药之概说；第二"痈疽备论"，点明痈疽治疗须"施以活法"；第三至十一论，详述痈疽灸法；第十二至十九论，言及痈疽发生、辨证、用药之规律；第二十至二十二论，于痈疽之病因穷本溯源，阐发己见，将痈疽之源归为"毒"之一字，并引华佗《中藏经》证之，其论与西医学关于糖尿病并发痈疮证之认识颇有暗合。卷中论痈疽之辨证及调护，其辨痈疽之表里阴阳、形证之善恶顺逆，条分缕析，如指诸掌，为后世所遵从；论调护应对、居处宜忌，亦切近实用，颇多忠言。卷下之首二论，各述麦饭石膏、神异膏诸方；第四十一至五十四论，细说痈疽并发诸证（如发热、口渴等）之处理及善后，其中"论口干与渴证不同"（第四十九论）及"调节饮食兼平胃气论"（第五十四论）两节为陈氏临证心得，极富创见；末为痈疽杂方、治痈疽小方三道及升麻汤治肺痈经验一则（未列篇次）。卷末另附"补遗"，录陈日华之"痈疽点烙法"、洪丞相之"用蛴针法"、痈疽疔毒经效杂方及杂疗诸方（疗甲疽、乳痈、金疮、悬痈诸方）。书中所收方剂，卷上并置于第十一论后，卷中全在卷末，卷下则随论而附。是编体例，不攘人善，征引前贤多能注明出处，据此颇可考见散佚方书之吉光片羽。本书方论并重，要言不烦，于中医"外科"之创设，实有发凡起例之功。

今以日本宽政年间（1797年）津轻健寿校订《真本外科精要》为底本，校之以《医方类聚》本及《薛氏医案》本，为广大中医工作者及爱好者提供一个供研究学习的简明读本。

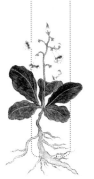

出版者的话

  中国从有文献可考的夏、商、周三代，就进入了文明的时代。中国人认为自己是炎黄的子孙，若以此推算，中国的文明史可以追溯到五千年前。中华民族崇尚自然，形成了"天人合一"的信仰，中医学就是在这种信仰的基础上产生的一种传统医学。

  中医的起源可以追溯到炎帝、黄帝时期，根据考古、文献记载和传说，炎帝神农氏发明了用药物治病，黄帝轩辕氏创造脏腑经脉知识，炎帝和黄帝不仅是中华民族的始祖，也是中医的缔造者。

  大约在公元前1600年，商代的伊尹发明了用"汤液"治病，即根据不同的证候把药物组合在一起治疗疾病，后世称这种"汤液"为"方剂"，这种治病方法一直延续到现在。由此可见，中华民族早在3700多年前就发明了把各种药物组合为"方剂"治疗疾病，实在令人惊叹！商代的彭祖用养生的方法防治疾病，中国人重视养生的传统至今深入民心。根据西汉司马迁《史记》的记载，春秋战国时期的秦越人扁鹊善于诊脉和针灸，西汉仓公淳于意善于辨证施治。这些世代传承积累的医药知识，到了西汉时期已蔚为大观。汉文帝下诏命刘向等一批学者整理全国的图书，整理后的图书分为六大类，即六艺、诸子、诗赋、兵书、术数、方技，方技即医学。刘向等校书，前后历时27年，是对中国历史文献最为壮观的结集、整理、研究，真正起到了上对古人、下对子孙后代的承前启后的作用。后之学者，欲考中国学术的源流，可以此为纲鉴。

这些记载各种医学知识的医籍，传之后世，被遵为经典。医经中的《黄帝内经》，记述了生命、疾病、诊疗、药物、针灸、养生的原理，是中医学理论体系形成的标志。这部著作流传了2000多年，到现在，仍被视为学习中医的必读之书，且早在公元7世纪，就传播到了周边一些国家和地区，近代以来，更是被翻译成多种语言，在世界许多国家广泛传播。

经方医籍中记载了大量以方治病和药物的知识，其中有《汤液经法》一书，相传是伊尹所作。东汉时期，人们把用药的知识编纂为一部著作，称《神农本草经》，其中记载了365种药物的药性、产地、采收、加工和主治等，是现代中药学的起源。中国历代政府重视对药物进行整理规范，著名的如唐代的《新修本草》、宋代的《证类本草》，到了明代，著名医学家李时珍历经30余年研究，编撰了《本草纲目》一书，在世界各国产生了广泛影响。

东汉时期的张仲景，对医经、经方进行总结，创造了"六经辨证"的理论方法，编撰了《伤寒杂病论》，成为中医临床学的奠基人，至今仍是指导中医临床的重要文献。这部著作早在公元700年左右就传到日本等国家和地区，一直受到重视。

西晋时期，皇甫谧将《素问》《针经》和《黄帝明堂经》进行整理，编纂了《针灸甲乙经》，系统地记录了针灸的理论与实践，成为学习针灸的经典必读之书，一直传承到现在。这部著作也被翻译成多种语言，在世界各地广泛传播。

中医学在数千年的发展历程中，创造积累了丰富的医学理论与实践经验，仅就文献而言，保存下来的中医古籍就有1万余种。中医学独特的思想与实践，在人类社会关注健康、重视保护文化多样性和非物质文化遗产的背景下，显现出更加旺盛的生命力。

中医药学与中华民族所有的知识一样，是"究天人之际"的学问，所以，中国的学者们信守着"究天人之际，通古今之变，成一家之言"的至理。《素问·著至教论篇》记载黄帝与雷公讨论医道说："而道，上知天文，下知地理，中知人事，可以长久。以教众庶，亦不疑殆。医道论篇，可传后世，可以为宝。"这段话道出了中医学的本质。中医是医道，医道是文化、是智慧，《黄帝内经》中记载的都是医道。医道是究天人之际的学问，天不变，道亦不变，故可以长久，可以传之后世，可以为万世之宝。

医道可以长久，在医道指导下的医疗实践，也可以长久。故《黄帝内经》中的诊法、刺法可以用，《伤寒论》《金匮要略》《备急千金要方》《外台秘要》的医方今天亦可以用，《神农本草经》《证类本草》《本草纲目》的药今天仍可以用。

或许要问，时间太久了，没有发展吗？不需要创新吗？其实，求新是中华民族一贯的追求。如《礼记·大学》说："苟日新，日日新，又日新。"清人钱大昕有一部书叫《十驾斋养新录》，他以咏芭蕉的诗句解释"养新"之义说："芭蕉心尽展新枝，新卷新心暗已随，愿学新心养新德，长随新叶起新知。"原来新知是"养"出来的。

中华民族"和实生物，同则不继"的思想智慧，与当今国际社会提出的保护和促进文化多样性、保护人类的非物质文化遗产的需求相呼应。世界卫生组织2000年发布的《传统医学研究和评价方法指导总则》中，将"传统医学"定义为"在维护健康以及预防、诊断、改善或治疗身心疾病方面使用的各种以不同文化所特有的理论、信仰和经验为基础的知识、技能和实践的总和"，点

3

明了文化是传统医学的根基。习近平总书记深刻指出："中医药学是中国古代科学的瑰宝，也是打开中华文明宝库的钥匙。"这套丛书的整理出版，也是为了打磨好中医药学这把钥匙，以期打开中华文明这个宝库。

希望这套书的再版，能够带您回归经典，重温中医智慧，获得启示，增添助力！

中国医药科技出版社

2019 年 6 月

校注说明

　　陈自明，字良甫，晚年自号"药隐老人"。临川（今江西抚州）人。出身医学世家。为南宋一代医学大家。于嘉熙元年（公元 1237 年）前后任建康府明道书院医谕，景定癸亥（公元 1263 年）前后任宝唐习医，并曾游历东南，学验俱丰。著述存世者有《妇人大全良方》《外科精要》《管见大全良方》三种。其中《外科精要》一书为陈氏于南宋景定癸亥（公元 1263 年），采摭李嗣之、伍起予、曾孚先诸家著作，编集而成，系较早以"外科"题名之专著。

　　《外科精要》一书撰成之后，未详当时是否刊行。后元代朱震亨在此书基础上撰成《外科精要发挥》，今已不传，其部分内容见于明代汪机《外科理例》、楼英《医学纲目》诸书中。明代熊宗立对陈书又进行了校正补订，并增加了"补遗"一卷，是为《外科精要附遗》。此书除明天顺甲申（公元 1464 年）种德堂原刻本外，尚有明正德戊辰（公元 1508 年）叶玄昊重刊本（据津轻氏本"新雕外科精要跋"）。此本今尚存明刻残卷。

　　明代薛己于嘉靖丁未（公元 1547 年）全面删节和改编了陈书（更动涉及原文段落内容及各论标题），在原论篇后添加了自己的按语（以"愚按"标出）及治验案例；并在书末增附"疮疡隐括

1

关键处治之法"的"附录"一卷。此种薛氏增损评注本被收入《薛氏医案全书》，其后复刊多次（至民国间尚有石印本行世），流行甚广。但此本与薛氏的《校注妇人良方》一样，几乎是"自为一书"（四库馆臣语），全失陈书旧貌。据以研究薛氏学术思想或为允当，然凭此提炼陈氏学术思想则必多疏失。

日本医官津轻健寿（字意伯）称其于官库访见"陈氏原本"，故誊写过录，并以熊氏校本、薛氏注本、《医方类聚》辑本及"鹿门望氏之旧藏"韩本参校之后，于日本宽政丁巳（公元1797年）付梓刊行［据文内附记，可能于己未（公元1799年）复刻］，名曰《真本外科精要》。此本务求保存陈氏著作之原貌，校勘精审，纸墨精良，于《外科精要》传世诸版本之中尤称善本。今于中国中医科学院图书馆和台北"故宫博物院"有藏。

一、此次校注以日本宽政年间（1797年）津轻健寿校订《真本外科精要》为底本，以新中国成立后排印本《医方类聚》引录之《外科精要》（简称"类聚本"）为主校本，以明刻《薛氏医案二十四种·外科精要》（简称"薛氏本"）为参校本。

二、版式由竖排改为横排，并采用简体字。因版式改变，原书中"右""左"方向性词，一律改为"上""下"，不出校注。

三、凡底本有脱、讹、衍、倒之处，均出注说明。底本与校本不同，而底本文意可通，则原文不动，不作校注；若校本有参考价值，则原文不动，出注说明。

四、对底本中的明显错别字及通假字、异体字、俗写字等，均径改为规范简化字，如"傅""付"改为"敷"，"盌""椀"改作"碗"，"元""圆"统一作"丸"等不作校注。

五、原书目录与正文有出入者，均择善予以校改，并出注说明。

2

六、对原书内容不作删节，个别文义晦涩或内容难解之处，姑存其旧，以俟明者。

由于原书成书较早，流传日久，简编亏替严重，加之校注者水平所限，虽详加校订，遗漏讹误恐仍不少，希请识者多予指正，不吝赐教。

校注者

2009 年 11 月

赵　序

　　吕西华秘传麦饭石膏方，为痈疽妙药，靳勿传人。裴员外饵以富贵而不能移，河南尹胁以威武而不能屈，独善其身可矣，抑何视而不广也？民吾同胞，痒疴疾痛举切吾体，苟可活人，惟患其不传，传之患不广，矧肯秘？陋矣哉西华之用心，仁矣哉陈君之用心！余再入梅关，衰老多病，荷君相与扶持。暇日出一编书，曰《外科精要》。余见其议论有据依，用药有先后，嘉其用心之大，为锓梓以广其传。君临川人，良甫其字，方脉精，尤长于妇科。此特专车之一节耳。

景一日斋赵汝暨书于广平堂

序

凡痈疽之疾，比他病最酷，圣人推为杂病之先。自古虽有疡医一科，及《鬼遗》等论，后人不能深究，于是此方沦没，转乖迷涂。今乡井多是下甲人专攻此科，然沾此疾又多富贵者。《内经》云：大凡痈疮，多生于膏粱之人。仆家世大方脉，每见沾此疾者，十存一二。盖医者少有精妙能究方论者，间读其书，又不能探赜索隐；及至临病之际，仓卒之间，无非对病阅方，遍试诸药。况能疗痈疽、持补割、理折伤、攻牙疗痔，多是庸俗不通文理之人，一见文繁，即便厌弃。病家又执方论以诘难之，遂使医者鼯鼠技穷，心中惶惑，当下不下，悠悠弗决，迁延日久，遂令轻者重、重者死。又多见生疽之人，隐讳者众，不喜人言是痈疽发疾，但喜云只是小小疖毒而已，及至孔洪，遂致不救。又有病家猜鄙，吝其所费浩瀚，不肯请明了之医，而甘心委命于庸俗之手。或有医者用心不臧，贪人财利，不肯便投的当伐病之剂，惟恐效速而无所得，是祸不极则功不大矣。又有确执一二药方，而全无变通者。又有当先用而后下者，当后下而先用①者。（多见一得疾之初，便令多服排脓内补十宣散，而反增其疾。此药是破后排脓内补之药，而洪内翰未解用药之意，而妄为序跋，以误天下后世者众矣。陈无择云：当在第四节用之。是也。）又有

---

① 后下而先用：薛氏本作"后用而先下"。

得一二方子，以为秘传，惟恐人知之，穷贵之人不见药味而不肯信服者多矣。又有自知众人尝用已效之方，而改易其名而为秘方，或妄增药味以惑众听，而返无效者亦多矣。此等之徒，皆含灵之巨贼，何足相向！又有道听途说之人，远来问病，自逞了了，诈作明能，谈说异端，或云是虚，或云是实，出示一方，力言奇效，奏于某处。此等之人，皆是贡谀，其实皆未曾经历一病，初无寸长。病家无主，易于摇惑，欲于速效，又喜不费资财，更不待医者商议可服不可服，即欲投之，倏然至祸，各自走散。古人云：贫无达士将金赠，病有闲人说药方。此世之通患，历代不能革。

凡痈疽之疾，真如草寇，不守律法，出意凶暴，待之稍宽，杀人纵火，无可疑者。凡疗斯疾，不可以礼法待之，仍要便服一二紧要经效之药，把定脏腑，外施针灸，以泄毒气。其势稍定，却乃详观方论，或命医者详察定名，是痈是疽，是虚是实，是冷是热，或重或轻，对证用药，无失先后次序。病者不必忧惶，医者确执己见，不可妄立名色、怆惶惑乱，收效必矣。如近代名医李嗣之、伍起予、曾孚先①辈，编集上古得效方论要诀，愚因暇日，采摭群言，自立要领，或先或后，不失次序。其中重复繁文者削之，取其言简意尽，纲领节目，整然不繁②。庶几览者，如指诸掌，虽不能尽圣人之万一，使临病之际，便有所主，毋致渴而穿井，斗而铸兵者乎！

时景定癸亥孟秋宝唐习医陈自明良甫序

---

① 眉批：《宋史》：伍起予《外科新书》六卷；《书录解题》；《李氏集验背疽方》一卷，泉江李迅（嗣立）撰，凡五十二条，其议论详尽曲当；《宋史》又有曾孚先《保生护命集》一卷。
② 繁：薛氏本作"紊"。

目 录

🪷 **卷之上**

---

① 原目录作"脑疽可灸处不可灸处第十",据正文标题改。

卷之中

---

① 华佗：原目录无，据正文标题补。

② 疽：原目录作"痈"，据正文改。

❀ 卷之下

---

① 原目录脱，据正文标题补。

卷之上

疗痈疽发背灸法用药要诀第一

（此一论最紧要，仔细玩味详览）

凡人年四十岁以上，头项、鬓颐、背脊、腰胁间，或筋骨之上，所视不见之处，稍有疮疖，便不可轻易待之。若视之悠悠，以为常疾，每见由微至著，丧命者多矣。古人云：背无好疮，面无好痣者是也。宁可待之重，其疾轻安，不可待之轻，令疾愈重。又不可见此疾而隐讳，又不可见此疾而忧惶。有此疾者，但宜把定心神，即便依法施治，若不失次序，未有不安者也。最不可怆惶失序，错乱用药，又不可才吃四五服药，便责无效。况此疾积袭之久，四五服药，安能奏功？大盖此疾真似虎狼，甚如强盗，才入于室，敌之不合其理，必致伤人，防之得理，迎刃而解。今之疡医，不言破阵诀要之药，遂使后学转乖迷途，怆惶失序，轻者必重，重者必死。凡有此病，未要辨问是痈是疽，是疮是疖，是虚是实，是冷是热，首先便服内托散五七服，（便止，不可多服。）次服五香连翘汤，宣泄毒气，便以骑竹马取穴法灸之，（此穴直是有起死回生之功。）或隔蒜灸之，庶使毒气有路而出，不攻于内，（恰如强盗入室，窒塞其路而捉之，惟恐走了，必伤生而后已。又如遗漏，在法打破其屋，则火有路而出，不伤其内，若不打破其屋，火在内燃，火焰出屋，内已坏矣。）更灸足三里，引热就下，此皆良法。今此五香连翘汤方不一，仆比较之，皆有不同。其中有用大黄者，盖大黄治痈疽之要药，所以孙真人治痈疽方萌之时，首以单煮大黄汤，以宣其毒气，或以车螯散、追毒丸，首用宣利之药，无使毒炽，此其大法。今时之人，但见宠妾稍众，以为作丧太过，又病者于心有愧，自谓内耗中干，致有此疾，遂令更服助热性之药，投合病者之意宜矣。殊不知邪之所凑，其气必虚，留而不去，其病乃实。若一见此病，而便投热药，转助毒气，可谓抱薪救火。经云：实实虚虚，损不足，益有余，如此死者，医杀之尔！古人云：痈疽未破，毒攻脏腑，一毫热药断不可用，痈疽已破，脏腑既亏，一毫冷药亦不可用。此是先后次第之要诀也。《至真要论》云：诸痛痒疮，皆属于心。又云：阳气凑袭，寒化为热，热盛则肉腐为脓。又云：大凡痈疽，多生于膏粱之人。何也？平日宠妾满前，温床厚被，未寒衣绵，未饥先食，无非饮醇酒，食鸡羊，啖油面，嗜炙煿，平日熏煮脏腑，色力太过，稍有不及，便服兴阳乳石狼虎之药以助之，取一时之快意，殊不知消渴、消中、消肾、痈疽、发背自此而起，又因气宇不顺而得之。既得斯疾，于心有慊，一毫冷药断不肯服，医者又不执术，只得徇情，首以十宣散投合其意，便以膏药敷贴其外，殊不知毒气方盛之时，外被敷药闭其毫孔，内服温药助其毒气，致令热毒之气，无路发越，内攻脏腑，倾人性命，急如反掌。一有是证，便以骑竹马取穴法，只灸五七壮，（不可多灸。）使心脉流通，毒气有路发泄，或以蒜钱饼，于疽顶上灸之，亦使毒气有路发泄，不致内攻。更于足三里穴上，灸五七壮，此乃引热就下故也。（详载第四、五论中。）

愚今谨择内托散、（又名万金散，又名托里散。方见第一只。）五香连翘汤（第二只）、沉麝汤（第三只），甚者追毒丸（又名神仙万病解毒丸，第十七只）及漏芦汤，以上皆宣热拔毒之药。既灸之后，使毒气有路而出，服药之后，使毒气不伤其脏腑，然后玩味方论，或命医者商榷疾证，依法调治，亦未晚也。若有烦热口燥，咽干，大府秘[1]难，六脉沉实而滑，或洪数有力，便可投之以漏芦汤、大黄等药，或追毒丸为宣热拔毒之计。或有泻证，医者不可便归咎于药，以为张本之计。殊不知患痈疽之人，每有泄泻，皆是恶候。若疑似之间，但服内托散，次以五香连翘汤、沉麝汤，五七日之后，继之以国老膏、万金散、牛胶饮子、忍冬酒、柞木散、黄矾丸、远志酒之类，皆可选用，以为破敌之需。以上诸方，不冷不热，不问老幼少壮，阴阳虚实冷热，多服为妙，自有奇功。所有前贤精妙方论编集于后，以备检阅，次序门类，整然不紊，临病之际，若能仔细玩味，详酌义理，依法治之，万不失一。

曾孚先[2]痈疽备论第二[3]

曾孚先云：尝究痈疽之作，皆积微而至著。及其势之骤也，

---

① 秘：原本此下有一"未"字，据类聚本及文义删。

② 曾孚先：原无，据目录补。

③ 备论第二：类聚本、薛氏本此论内容全不同，均作"初虞世云：凡痈疽始作，皆须以大黄等药，极转利之。既利之后，病人当自知之，勿以困苦为念，若曰与其腹背溃烂，脏腑焦枯，脓血流漓，孔穴穿空，备诸恶而死，不若利而死，况有生道哉！古圣贤立法，辛用五香连翘、漏芦等汤，道路贫苦，恐不能及，即单煮大黄、甘草作汤以利之，须排日不废，直至脓溃，渐有生意，即服黄芪等药，排脓止痛，《千金》《外台》备矣。世医不学，蔽以妄意，不达标本，皆曰疮发于表，岂可转利，死者比比，良可悲夫！"

如山源之水，一夕暴涨，不能小决使导，而乃筑塞其势，则大决伤人必多矣！势既奔冲，治之宜急，又当施以活法，使无过与不及之患。倘专以猛烈之药，外涂肌肉，闭塞毛窍，使毒气无所从出，是谓以毒攻毒，闭门捕贼，必有伤生之害也。法当自外以火艾引泄毒气，使之散越于外；内则以五香连翘汤导之，甚者则以转毒散及托里之药解之。此所谓施以活法也。

陈无择 [①] 痈疽灸法论第三

夫痈则皮薄肿高，疽则皮厚肿坚。初发并宜灼艾，惟痈脓成则宜针，疽脓成则宜烙。若能审其名证，早施治，仍用药以攻利其根，补托其里，不必告医，自料亦瘥。但世人忽之尔，医方所以冠痈疽于杂病之先者，知为大病也。世医失治疗之序，颠倒错乱，多致枉夭，良可叹息。故备集得效灸法，以贻学者，庶不致妄投也。治初生痈疽发背神效灸法，累试有验，具列于后。

骑竹马取穴 [②] 灸法第四

夫治痈疽、发背、发脑、发鬓、发须、发颐、发肋、发腰、发腿，或发于四肢，或妇人奶痈，不问男女，一见有此疾者，皆可即便用此法灸之，无不安愈。如叶丞相方、洪内翰方、陈日华方、郭知县方皆云，自得此，救人不可胜计。（仆亦尝用，果有神效。）其法：先令病人以肘凭几，竖臂腕要直，用篾一条，自臂腕中曲处横纹，男左女右，贴肉量起，直至中指尖尽处截

---

① 陈无择：原无，据目录补。
② 取穴：原无，据目录补。

断为则，不量指甲，却用竹杠一条，令病人脱衣骑定，令身正直，前后用两人扛起，令脚不着地，又令二人扶定，勿令僵仆。却将前所量臂腕篾，从竹杠坐处，尾骶骨尽处，直向上，贴脊背，量至篾尽处为则，用墨点定，此只是取中，非灸穴也。却用薄篾作则子，量病人中指节，相去两横纹为则，男左女右，截为一则，就前所点记处，两边各量一则，尽处即是灸穴。两穴各灸五壮或七壮止，不可多灸。不问痈生何处，并用此法灸之，无不愈者。一云可视发疽，发于左则灸左，发于右则灸右，[①]甚则左右皆灸。盖此二穴，心脉所过处，凡痈疖皆心火留滞而生，灸此则心火流通，即见安愈，可以起死救危，有非常之效，屡试屡验矣。《素问》云：诸痛痒疮，皆属于心。又云：荣气不和，逆于肉理，乃生痈肿。荣者，血也。心能行血，心滞则血为之不行，故逆于肉理，而生痈肿。灸此穴，使心火调畅，血脉流通，愈于服药多矣。

先从男左女右臂腕中曲横纹起，用薄篾一条，量至中指齐肉尽处，不量指甲为则，剪断（第一图）。

男以左手，女以右手，先屈中指，用薄篾量取中间一节，两横纹断为同身一寸，为则子（第二图）。

先令病人脱去上下衣服，以大竹杠一条，跨定，令两人徐徐扛起，足要离地五寸许，两旁更以两人扶定，毋令动摇不稳，却以第一图则子贴定竹杠，从尾闾起贴脊，量至则子尽处，以墨点定记之，非灸穴也。此是取中穴止处，却以第二图取同身寸，则取两寸平摺。自中穴量之，以中分取两傍各一寸，方是灸穴（第三图）。

---

① 发于左则灸左，发于右则灸右：类聚本作"发于左则灸右，发于右则灸左"。

第二

男以左手安，以右手先屈，中指用薄篾，量取中間一節兩橫紋斷，為同身一寸，為則子。

圖二

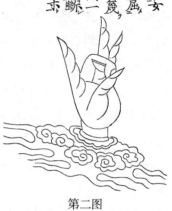

第二图

第一

先從男左女右臂腕中曲橫紋起，用薄篾一條，量至中指齊肉盡處，不量指爪，為則剪斷。

圖一

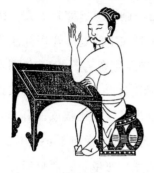

第一图

第三

先令病人脫去上下衣服，以大竹杠一條騎定，令兩人徐徐扛起，足要離地五寸許，兩傍更以兩人扶定，安令勿動搖不穩，卻以第一圖則子貼定竹杠，從尾閭起貼脊量至則子盡處，以墨點定記之，非灸穴也，此是取中穴止處，卻以第二圖取同身寸，則取兩寸平摺身中穴量之，以中分取兩傍各一寸方是灸穴。

圖三

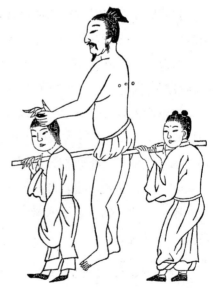

论隔蒜灸得效须先知庶使预前有备第五

（江宁府紫极观石碑载之）

李氏云：治疽之法，著艾之功，胜于用药。缘热毒中隔，上下不通，必得毒气发泄，然后解散。古人立论，譬诸盗入主人之家，必开其门户，逐之使去，万一门户闭塞，无从而出，伤主而后已。人不幸而有此疾，适处贫困，适居僻邑村疃，难得药材，则著艾尤为利便。著艾之初，须初发一日之内，尖头如麻豆大时，便好措手。其法用大独头蒜（本草名葫），薄切如小钱大，亦如钱厚，以蒜钱贴于疽顶尖上，以热艾炷安于蒜钱上灸之，三壮一易蒜钱。若灸时疼痛，要灸至不痛，初灸时不痛，要灸至痛，然后止，大概以百壮为准。用大蒜取其毒有力，多用艾炷取其火力通透。如法灸之，疮一发脓溃，继以神异膏贴之，即日而安。一能使疮不开大，二内肉不坏，三疮口易合，一举而三得之。然人未知之，而多迟疑不决，至二日之后，疽大如指，毒气开散，病者不能堪火，不可着艾矣，可不预知之乎？但头上见疽，或项以上见疽，则不可用此法，灸反增其疾。（《兵部手集》同。）

背疽根脚阔大未有尖顶寻灸穴法第六

李氏云：凡觉背上肿硬疼痛，用湿纸贴肿上，看先干处，即是痛顶，可用大蒜十头，淡豉半合，乳香一块，如龙眼大，细研，随疮头大小，用竹片作圈子，竹片阔二分许，随其大小，顿在疮头上，将所研药填平，铺艾灸之。若痛处，灸至痒为度；若痒处，灸至痛为度，亦以百壮为率。但头上见疽，及项以上见疽，千万不可用此法，灸之反增其疾。

论蒜饼施用分其轻重第七

伍氏方论曰：凡蒜饼上灸者，本草名葫，一名蒜，味辛温有毒，主散痈肿，不宜多食，然但假火势，以行药力。或有灸不用葫，只以艾炷，安毒上便灸，此法可施治顽疽瘤发之类，必假火热，攻令速溃。大抵用葫善法，若有赤肿紫黑，或有恶肿，葫法施治，可谓至妙。

灸法论要引证辨惑论第八

伍氏[①]方论曰：夫痈疽发背者，皆有所因，前篇言之详矣。然初觉背有点白粒，并赤肿，先从背脊骨第三[②]顾下陷中两旁，相去同身寸各一寸五分，名热腑穴，此穴宣泄背上诸阳热气，两处可灸七壮止。（同身寸法：取男左女右中指头，比至近掌横纹为三寸，对折点定，从脊骨点定处，横量两头尽处是穴。）大抵人年四十七以上，最宜灸，此其背永无痈疮之苦。（出《外科秘录》）凡痈疽初作，不论肿赤阔狭，可依后论，墨围津润，一二日觉毒势盛，便以独头蒜（本草名葫）切作薄片，如钱样，安置毒上，以艾炷，不论壮数，灸之为多为妙。《素问》云：有寒化为热，热化为脓。人皆惑此说，以为热极不可复灸，殊不知本寒邪所伤，艾火攻散乃善。本因血化热盛，分肉之间，不能外泄，皮肤顽厚，渐逼入内，譬如强盗入室，迫近于主，主力且弱，以兵斗之，于

---

① 伍氏：原作"五代"，据薛氏本改。
② 三：类聚本及薛氏本均作"二"。

主如何，不若开门与出乃顺。所以灼艾火攻，特破其肌，则邪毒无所容留，而真气不耗，如此向安之理备矣。岂谓火热为疑耶！著灸真法，人自忽诸。初虞世《必用方》云：外用火毒，以宣内毒。如或未信此理，可以实处试灸小疮验之，灸罢即与疮平矣。若不灸，则任其溃，乃调脓挑痛，如锥刀所刺，坏肉坏筋，而脓从骨间出，既伤脏膜，此不复治，付之无可奈何，用灼艾法，此为确论。虽人老壮，亦用施治，幸勿疑焉。

着艾之法，极是良便，或处于僻乡，无药可赎，或居于贫乏，无力可得，不问贫富贵贱，均可施治。但头上有疮，及项以上见疮，不可就疮顶上轻易灸之，反生大祸。但可以骑竹马取穴法，及足三里穴灸之，多获奇效。所有史氏序法，并录于后，以解世人之疑惑耳。

史氏序：源幼时学举业，全不知医药。甲戌年，自太学归省，国医常颖士器之，适在府下，求为母氏一诊，云：有蓄热必渴。时母氏不引饮，略喜水。又云：但防作疮，觉疮便着艾于上，热^①盛则五花灸之，（谓中及四旁，随赤到处灸，非方停也。）切记。至辛巳年六月望日，母氏忽言背脾间微痒，视之有赤半寸许方，有白粒如黍粟。记器之言，乃急着艾，其赤随消，故二七壮而止。信宿复觉微痛，视之有赤下流，长二寸，阔如韭叶，举家不悉，皆以前灸为悔，亲戚交谪，谓赤热如何用火；有诋器之者，遂呼外医，用膏药覆之。益引一日夜，增一晕，至二十二日，衡斜约六七寸，痛楚不胜，间一呻吟，听之心碎，苍忙询告，或云：等慈寺尼智全者，前病疮甚大，得灸而愈。奔问之。全云：剧时昏不知，但小师辈言，范八奉议（忠宣之子）

---

① 热：类聚本作"势"。

守定，灸八百余壮方苏，约艾一筛尔。亟归白之，见从。始以银杏作炷，其上十数，殊不觉，乃截四旁，亦引其炷减四之三，皆觉痛，七壮之后，觉痒，每一壮烬则赤随缩入，灸至三十余壮，赤晕收退。病者信，遂以艾作团梅杏大，灸其上，渐加至鸡黄大，约四十余团，方觉痛，视火焦处已寸余。盖灸之迟，而初发处肉已坏，坏肉盛，隔至好肉方痛尔；四旁知痛者，肉未坏也。又有言一潘殿直，居城南，施疮药每效。源即再拜邀请[①]。时已曛黑，火燖满背，潘以手离疮五六寸许试之，云：疮高阜而热，不妨。（且云：只怕不高而热气少者。）病者食粥讫，安寝，（前此六夜不寐。）至晓示之，疮如覆一瓯，突然高三四寸，上有百数小窍，色正黑。以《千金》所说与潘氏高阜之言求之，突然高者，毒气出外而聚也；百数小窍者，毒未聚而浮攻肌肤也；色正黑者，皮与肉俱坏也；非艾火出其毒于坏肉之里，则五脏逼矣！至是方悟明堂图与烟萝子所画，五脏在背如悬挂。然今毒行分肉间，待其外穿溃，则内虚外实，虚则易入，实则难出。较然可见，而听庸医用寻常赤肿敷贴凉冷药，以消散之，此借寇兵也。源痛自咎为人子不晓医药，致亲疾危甚，荷神明扶佑，于苍忙间问知艾力，已危而获安，顾何以报神明之德？唯详具灸效，及以名医所论，长者所教，体常治疗将养避忌之法，尽告后来，庶以推广圣贤垂济之意，警发人子之用心，少谢母氏独获更生之幸云。壬午上元日，颍昌史源序。

灼艾当识痛痒二证论第九

伍氏方论曰：夫灸痈疽发背，其灸法正在不痛者灸至痛，

① 请：原作"讲"，据类聚本改。

痛者灸至不痛，或有灸而痒者。大抵初灸即痛，毒气方聚，渐次相攻作痛，无疑皮肉既伤。又有灼艾时，间或作痒，令人抓其旁者。又有初灸而不痛者，毒气内陷，病人昏倦，恶腐结聚，多壮不痛。又云：痒者灸至不痒，痛者灸至不痛，仍服追毒排脓，次乃外敷消肿，内外兼治。又云：痈疽不可不痛，又不可太痛。闷乱不知痛者，为难治。

脑疽灸法第十

李氏云：凡脑疽及项以上有痈疽疖毒，断不可用大蒜钱子就疽顶上灸之，灸之则引其气一上，痰涎脓血并起上攻，倾人性命，急于反掌。但当急灸足三里穴并气海穴，乃渐渐服凉胸膈化血之药，人可小安。(此说载《通神方论》)

足三里二穴，在膝下三寸，是穴可灸五壮。气海一穴，在脐下一寸，是穴可灸二七壮或三七壮。亦可以骑竹马穴法灸之。凡脑疽咽喉生疽，古法皆不治之证，用此灸法，引毒气归下，其理颇长。得此疾者，岂可坐以受毙，当信而用之。如五香连翘汤、漏芦汤、五香汤去大黄加人参黄芪犀角、国老膏、万金散，皆可选服。

初发痈疽既灸之后服药以护脏腑第十一

李氏云：背疽之方，所传百余，然有验可取者极少。其间又有用药偏重，或太冷，或太热，或药性有毒者，今皆不录，独择当用而经验者录之，庶几不至有误活人治病之意。

内托散 又名乳香万全散，又名托里散，又名乳香散，又名护心散。凡有疽疾，一日至三日之内，宜连进十数服，方免变证，使毒气出外，服之稍迟，毒气攻冲脏腑，渐作呕吐，后来多致咽喉口舌生疮，黑烂生菌，名曰心气绝，饮食药饵无由而进，证亦危矣，首宜服此，若疮发及四五日之后，此药但宜间服，当别用药以治疗之。

真绿豆粉二两　明乳香细研半两

细研令匀，浓煎生甘草汤调下少许，时时细呷，要药常在胸膈之间。若毒气冲心，有呕逆之证，大宜服此。（呕逆证注说甚详。）

李氏五香连翘汤

乳香　甘草　木香　沉香各三分　丁香去枝叶，半两，并不见火　真麝一钱半，研　射干　升麻　黄芪去叉芦，土①　木通去节　桑寄生（最能疗此疾，如无真者，只倍用升麻代之）　连翘去蒂　独活以上各三分。（今铺家所卖者，只是宿前胡，或是土当归，不堪用，只用羌活妙。）

上为粗末，每服三钱重，水一盏，煎至七分，去滓温服。银器煎药尤妙。如无银铫，入银一片同煎。此是李氏所择，其中无大黄，疑似之间，多服无妨，二日后与漏芦汤相间服。大便秘者，加大黄三分。

发背疽之人，不得用生肌敛口燥急之药，只合用麦饭石膏涂，续用好膏药贴之，疮口自然敛合。如医治后，时或为庸医用毒药掩盦②，或刀割伤肉血，重者兼服此**沉麝汤**：

木香　麝香研　沉香　乳香研　藿香叶　连翘

上等份为细末，每服二钱，水一盏，煎至七分，温服，无

---

① 土：类聚本作"生铧"。

② 盦：音ān，覆盖之义。原误作"盒"，据类聚本改。

时候。

五香汤去大黄加人参黄芪犀角屑 [①]

木香　沉香　乳香别研　丁香各半两　粉草　人参各四钱重。去芦　绵黄芪一两，去芦　犀角屑一钱　麝香别研，一钱重

上为粗末，每服四钱，水二盏，煎至一盏，去滓温服，无时候。

以上四方，首宜相间多服，药性平和，可谓稳重，自有宣热拔毒之意，仍诸香散气行血，免生变证。若见发热口燥，焮热赤肿，大府秘结，宜服神仙追毒丸、漏芦汤，第二十三、二十四方。或孙真人单煮大黄汤尽不妨也。若虑太峻，只服第五方漏芦汤，却与明了医者商议而投之，如此则万不失一。外有转毒散，神仙截法，并以录之。

漏芦汤　疽作后，二日服此退毒下脓，可与五香连翘汤相间连日服之。

生黄芪去叉芦　连翘　沉香　漏芦有白茸者。以上各一两　生粉草半两　大黄一两，微炒

上为细末，每服二钱，煎姜枣汤调下。

二方连日相间服，乃宣毒之药，觉毒尽，住服。虽有大黄，用之少无妨。

此一方，是宣热拔毒之药，觉有热毒之证，便宜服之，热退住服。其中虽有大黄，所用极少，服之无妨。

次当便服以下活气血疗痈毒方。

柞木饮子　治诸般痈肿发背。

干柞木叶四两　干荷叶中心蒂　干萱草根　甘草节　地榆

---

① 屑：类聚本作"汤"。

以上各一两

上细锉，每服半两，水二碗，煎至一碗，分作二服，早晚各一服，滓并煎，脓血者自干，未成者自消，忌一切饮食毒。

阿胶饮子　治一切痈疽发背，挟疹蹒疹，奶痈疖毒，皆能疗之。

明牛胶锉粉，炒如珠子，出火毒　粉草炙[①]，各一两　真橘红半两

上㕮咀，分作三服，每服以水一碗，煎至七分碗，去滓候温，病在上，食后服；病在下，空腹服，试之有效。

牛胶饮　截痈疽恶疮，发险处服之，使毒气不攻于内，不传恶证。

牛皮胶通明好者，净洗干，秤四两为准

上用酒一碗，入胶内，重汤煮，令胶溶透，搅匀倾出，更浸酒，随意饮尽。若能饮者，以醉为度；不能饮者，亦用酒煎，却浸以白汤，饮尽为佳。此法活人甚多。

神仙黄矾丸　此药不问老幼，皆可服之。服至一两以上，无不作效。最止疼痛，不动脏腑，活人不可胜数，委是神效。

白矾一两，要明亮好者，研　黄蜡半两，要黄色好者，溶开。一方用七钱

上和丸，如梧桐子大，每服十丸，渐加至二十丸，熟水或温酒送下。如未破则内消，已破即便合。如服金石发动致疾，更用白矾末一两匙，头以温酒调下，亦三五服见效。有人遍身生疮，状如蛇头，服此亦效。诸方俱称奇效，但一日之中，服近百粒，则方有力。此药能防毒气内攻，盖能护膜也，切不可

---

① 炙：类聚本作"生锉"。

欺其浅近。余始终服半斤，疮愈后服之尤佳。一方治蛇咬，只溶化白矾，乘热滴伤处，痛即止，毒气即趁出，立见效验。要知白矾大能解毒也。

国老膏 治一切痈疽诸发，预期服之，能消肿逐毒，使毒气不内攻，功效不可具述。

大横纹粉草二斤

上槌令碎，河水浸一宿，揉令浆汁浓，去尽筋滓，再用密绢滤过，银石器内慢火熬成膏，以磁罐收之，每服一二匙，无灰酒浸起，或白汤亦可，曾服燥药丹剂亦解之，或微利无妨。

万金散 治痈疽、恶核、肿痛、发脑背等，已溃未溃便宜服此，排脓托里。

瓜蒌一个，去皮取子 大甘草节二分 没药一分，研细旋入

上以除没药，用无灰酒三升，银石器内煮至一碗许，去滓，却入没药，每服半钱许，浸无灰温酒，任性服，无时候。

远志酒 治一切痈疽发背疖毒，恶候侵大，有死血阴毒[①]中，则不痛，敷之即痛，有忧怒等气积而内攻，则痛不可忍，敷之即不痛，或蕴热在内，热逼人手不可近，敷之则清凉，或气虚血冷，溃而不敛，敷之即敛，此本韩大夫宅用以救人，极验，若七情内郁，不问虚实寒热，治之必愈。

远志不以多少，泔浸，洗去土，捶去心

上为细末，酒一钱，调药末三钱，迟顷澄清饮之，以滓敷病处。

忍冬酒方 治痈疽发背，初发时便当服，此不问疽发何处，

---

① 毒：此后当有一"在"字。

发眉发颐，或头①或项，或背或腰或胁，或妇人乳痈，或在手足，服之皆有奇效。如或于乡落之间，僻陋之处，城市药肆又远，居贫乏之中，无得药材，但虔心服此，亦能取效。仍兼以麦饭石膏及神异膏涂敷，其效甚奇。

忍冬藤生取一把，以叶入沙盆内烂研，入饼子酒少许，生饼酒尤佳，调和稀稠得所，涂敷四围，中心大留一口，泄其毒气。其藤只用五两。（用木槌微槌微损，不可犯铁。）大甘草节一两，生用，锉

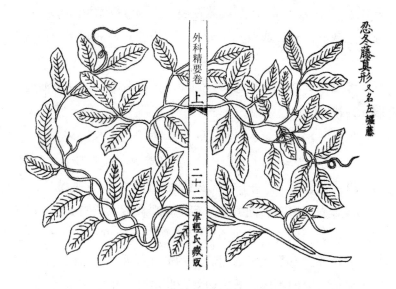

上二味，入沙瓶内，以水二碗，用文武火慢慢煎至一碗，入无灰好酒一大碗，再煎十数沸，去滓，分为三次，温服，一日一夜连进吃尽。如病势重，一日一夜要两剂，服至大小肠通利，则药力到。沈内翰云：如无生者，只用干者，终不及生者力大而效。

此藤凌冬不凋，故名忍冬草。其藤左绕，附树延蔓，或在

---

① 头：原作"颐"，据类聚本改。

园圃墙篱之上，藤方而紫，叶似薜荔而青，故又名左缠藤。二月开花，五出微香，蒂带红色，花初开则色白，经一二日则色黄，故又名之金银花，又名鹭鸶藤，又名金钗股，又名老翁须，在处有之。而本草中不言善治痈疽发背，而近代名人用之奇效，其功尤甚于红内消。如洪内翰迈、沈内翰存中良方中所载甚详。如疡医丹阳僧、江西僧鉴清，金陵王医琪，王子渊，杜医王尉子骏，海州刘秀才纯臣，以上所载，疗痈疽发背，经效奇方，皆是此物。如张相公咏表云：餐石饮水，可作充肠之馔，饵松食柏，亦成救病之方。是以疗饥者不在于珍馐，愈病者何烦于异术？傥获济时之药，辄陈鄙物之形，不耻管窥，辄干天听云云。不费登高历险，每常求少获多，急采①非难，广收甚易，傥勤久服，旋见神功。谁知至贱之中，乃有殊常之效云云。此之类也。此药又大治五种飞尸。

又木莲四十九片，揩去毛，研细，酒解温服，功与忍冬草不相上下。

又龙鳞薜荔一握，细研，以酒解汁温服，亦能利下恶物，去其根本。

红内消，（红内消，何首乌②。）每用不限多少，纳瓷瓶中，入水，用文武火浓煎，临熟③入好无灰酒，与药汁相半，再煎数十沸，去滓，时时服之。留滓焙干为细末，酒煮面糊丸，如梧桐子大，空心温酒吞下三十丸。为疾退常服之药，盖力轻故也。药产建昌者良。

---

① 采：原作"救"，据类聚本改。

② 何首乌：类聚本作"即红何首乌"。

③ 熟：原脱，据类聚本补。

马益卿先生痈疽序论第十二

论曰：夫人有四肢五脏，一觉一寐，呼吸吐纳，精气往来，流而为荣卫，畅而为气色，发而为声音，阳用其形，阴用其精，此又①常数之所同也。至其失也，蒸则生热，否则生寒，结而为瘤赘，陷而为痈疽，凝而为疮癣，愤则结瘿，怒则结疽。又五脏不和，则九窍不通，六气不和，则留结为痈，皆经络涩滞，气血不流畅，风毒乘之而致然也。

《三因方》痈疽叙论第十三

论曰：痈疽瘰疬，不问虚实寒热，皆由气郁而成。经亦云：气宿于经络，与血俱涩而不行，壅结为痈。不言热之所作而后痈者，此乃因喜怒忧思有所郁而成也，此属内因。又论云：有热，被风冷搏之，血脉凝滞不行，热气壅结而成，亦有阴虚，阳气凑袭，寒化为热，热成则肉腐为脓者，此属外因，寒热风湿所伤而成也。又服丹石及炙煿酒面，温床厚被所致，或尽力房室，精虚气节所致者，此属不内外因所伤而成也。又论云：疖者，节也。痈者，壅也。疽者，沮也。如是但阴阳不平，有所壅节，皆成痈疽。又曰：阴滞于阳则发痈，阳滞于阴则发疽。而此二毒，发无定处，常以脉别之。浮、洪、滑、数则为阳，微、沉、缓、涩则为阴②。阴则③热治，阳则冷治。治之之要，

---

① 又：原作"入"，类聚本作"人"，据薛氏本改。
② 为阴：原脱，据类聚本补。
③ 阴则：同上。

虽有四节八事，所谓初觉则宣热拔毒，已溃则排脓止痛，脓尽则消肿内补，恶肉尽则长肌敷痂，次序固明。若不别其所因，施治亦昧。故法中有用远志宣热者，得非内因乎；（经曰：诸痛痒疮，皆属于心。又云：心气不通，则生痈疡。详之远志，通行心气之药，仆之管见，未委是否？）至于外因，则用大黄；不内外因，则用甘草。世医但泥方书，多用五香连翘与漏芦二汤，更不究三因所自，其可守一法而普攻之。既得其因，又须观病浅深，与证候吉凶，寒则温之，热则清之，虚则补之，实则泻之，导之以针石，灼之以艾炷，破毒溃坚，以平为期，各有成法。

读《素问》良用备要论第十四

《素问》云：阳气凑袭，寒化为热，热盛则肉腐为脓。凡发背皆因服五石散、寒食更生散，亦有单服钟乳而发者，又有生平不服而发，由上代服五石之类。其候多于两背胛，起如黍粟，或痛或痒，仍作赤色，人皆不以为事，日渐开大，不过十日，遂致不救。临困之时，外大如钱，内大如拳，（古人云：外面如麻，里面如瓜。）疮有数十孔，以手按之，诸孔皆出脓，寻时失喑。凡背上痛痒有异，可用净土和水为混①，捏作饼样，厚一分，阔三分，以艾炷灸，不限壮数，仍服五香连翘汤及铁浆攻之，醋调蚌壳灰涂之，更以骑竹马法灸之，甚良。（出伍起予方。）

读《千金》良用备要论第十五

《千金》云：痈疽始作，或如小疖，或复大痛，或小痛，或

---

① 混：类聚本作"泥"。

发白米粒，就中便出脓，宜谨防察。见有小异，即须大警，宜急疗之，及断口味，速须利去恶毒，即宜用骑竹马灸法灸之，或只就上灼艾，重者四面中央总灸一二百壮，更贴冷药，其效速焉。(伍氏方。)

读《家传》别脉辨证论第十六

伍氏论曰：痈疽之疾有二十余证，瘰发、瘤发、石发、岩发、蜂巢发、莲子发、椒眼发、连珠发、竟体发，有肠痈内发、脑发、背发、眉发、腮颔发、肺痈、肾痈、奶痈、脐痈、臀发、腿发，外有手发、足发、穿当发、须痈、瓜瓠发[①]。大率随病浅深，分证内外，便行施治，不可迟缓，毋致孔洪，方为妙手。凡痈疽始作，便有发热恶寒，或有痛处，脉浮而紧，是欲为痈疽，非伤寒之候也。

痈疽证治第十七

陈无择云：病者脉数，身无热，反洒淅恶寒，若有痛处背发，其痈肿欲知有脓无脓，以手掩之[②]，若热者为脓，不热者为无脓，此亦大略说也。若脉不数不热而疼者，盖发于阴也。不疼尤是恶证，不可不知。凡热盛脉数，即用漏芦并单煮大黄等汤；不甚热，脉缓弱，只投五香连翘汤，其他依四节八事次序，更推三因，以用其药，未有不全济也。

---

① 发：原脱，据类聚本补。
② 之：类聚本及《三因方》作"上"。

治痈疽用药大纲第十八

李氏云：前方所著，靡不周备，但欲使用药者，不可不知之尔。然人能逐一玩味猥说，深思用药之意，临时看其病证，次第用药，无有不效。近时有亲旧得此病，为愚医所惑，或用君臣药，或用草药，其疾益甚，痛楚日增，然后回心，杜绝众医，只用愚方，间蒙下问，但指示三五方，与之服饵，无有不安者。今[①]略书用药要领，与夫先后之序，画一于后。

——初觉得背疽之疾，便合服内托散，（又名乳香万全散。）后来方免变证，口舌无疮。此药但可服十数服而止，便以骑竹马灸法灸之，或用隔蒜灸法灸之亦可。

——即合继服五香连翘汤。此药如大便宽快，内热既退，即合住服。若一二日之后，大便再秘，须合再服，要取利毒气至尽，然后住服，亦合看病人虚实，量其轻重而进药。

——疽破后，多服洪氏排脓内补散，若无呕逆之证，用酒调下；有呕逆之证，只用木香汤调。此一药，若痈疽破后，当终始服饵不可辍。陈无择云：当在第四节用。言之甚当。

——痈疽初作之时，便要着艾。既灸之后，便宜用麦饭石膏，四围涂敷，以护其根脚，不可使开，中心却要留痈口如钱大，使毒气出；如痈渐小，随其大小敷之，直候疽破脓溃之后，口收只有径寸许，却用神异膏贴敷，却住用麦饭石膏。

——痈疽才破有口，便合用猪蹄汤洗，其初连日洗；五日后，间日洗；欲安之际，三日一洗。

---

① 今：原误作"令"，据类聚本及薛氏本改。

——痈疽既破，脓血溃多，五七日后，方可用神异膏贴，若根脚小，五日后贴；始阔大，须七日、十日后，可贴敷。

——痈口将收之际，最忌用急涩敛口之药，只宜用神异膏贴，其详已[①]载"饮食居处戒忌篇"。多见昧者破此一段不过，病者厌于将理，医者急欲获利，不思毒气发泄未尽，其疾再来，人命自此不救，更将论第三十八篇所论深思熟虑，以人命为重，阴功厚利，一举两全，岂不美哉！

——疽疾将安之际，宜多服加味十全汤，以补其气，而庶使肌肉易生故也。

——前后病背疽之人，多是先发渴而后背疽作，或有背疽安而后发渴疾，因此不救者甚多。若有渴疾之人，宜专服加减八味丸，（方见第四十八论后。）能使渴疾安，疽疾不作。若骤得背疽之疾，既安之后，不问有无渴证，便宜常服加减八味丸。此药非特可以杜绝渴疾之将来，亦且大能滋益气血，生长肌肉，使精神强健，此乃累试之验。忍冬丸亦妙。（又名鹭鸶藤）

——前方须是居州县及有力之家，方能及之，若居僻乡，及无力之人，只可用鹭鸶藤酒（一名忍冬草）一方，终始之服饵，俟其疽破，即以神异膏贴之。然神异膏所用药材，皆非贵细难得之药。前后用此，以医田夫野老，百发百中。

——呕逆有二证，一证谓初发时，不曾服内托散，（又名万全散）伏热在心；一证有气虚，脾气不正而呕，当仔细审察病证，参酌用药。若是因热而呕者，外证心烦身热，痈作痛，此即是伏热在心，合将内托散服三两服即止，不可多服；若是气虚而呕，其证心不烦热，遇早便呕，或闻秽气而呕，早晨宜服嘉禾

----

① 已：原误作"凡"，据类聚本改。

散；如有寒热，宜服家传不换金正气散；仍五更初，兼服山药
丸以补肾。

论呕逆证第十九

李氏方论：背疽呕逆，乃是毒气冲心，非脾胃之冷，当服
内托散。《杨氏家藏方》云：有人因鼻衄初愈，不曾表汗，余毒
在经络，背发大疽，自肩下连腰胁肿，其坚如石，色极紫黑。
医以凉药服之，中夜大呕，乃连进此药三四服，呕遂止，既而
疮溃，出赤水淋漓，四十日而愈。又有患瘰疬者，痛过辄呕，
服此药呕亦止。近见有人病疽，医者不肯用此药，以为恐伤脾
胃，愚故引杨氏之言，以解世人之惑。

论痈疽其源第二十

夫痈疽之源，多因于气，或云因于热。以仆之管见，亦是
因于气，因于热，然多因食物积毒而得之。或问云：何以见[①]
之是毒？按《素问》云，痈疽多生于膏粱之人。夫膏粱之人，
水陆之味，俱收并蓄，房[②]劳太过，便服补药，或服乳石，或
饵丹砂，殊不知五脏六腑，皆被热毒之气日夕熏煮，致令肉腐，
血化为脓。近代方论但略云宣热，拔毒皆无明文。仆观古贤所
用之药，却合其理，如用绿豆粉、犀角、矾石、国老膏、追毒
丸，皆是解毒之剂。如此则云毒之一字明矣。仆于是遍寻方论，

① 见：原误作"是"，据类聚本改。
② 房：原脱，据类聚本补。

只有华佗《中藏经》所言是毒，今①人不复知之，并录于后，庶使后人服宣热拔毒之药，不必疑矣。自明谨序。

华佗论痈疽第二十一

夫痈疽疮肿之作者，皆五脏六腑蓄毒，不流则皆有矣，非独因荣卫壅塞而发者也。其行也，有处；其主也，有归。假令发于喉舌者，心之毒；发于皮毛者，肺之毒；发于肌肉者，脾之毒；发于骨髓者，肾之毒；发于下者，阴中之毒；发于上者，阳中之毒；发于外者，六腑之毒；发于内者，五脏之毒。故内曰坏，外曰溃，上曰从，下曰逆。发于上者得之速，发于下者得之缓；感于六腑则易治，感于五脏则难瘳也。又近骨者多冷，近虚者多热。近骨者久不愈，则化成血虫；近虚者久不愈，则传气成漏。成虫则多痒少痛，或先痒后痛；生漏则多痛少痒，或不痛不痒。内虚外实者，多痛少痒。血不止则多死，脓疾溃则多生。或吐逆无度，饮食不时，皆痈疽之使然。种候万端，要在凭详，治疗之法，列在后篇。

论背疽其源有五第二十二

天行一，瘦弱气滞二，怒气三，肾气虚四，饮法酒、食炙煿物、服丹药热毒五。盖治背疽，不可一概将为热毒，其治之难易，当自一而至五。

---

① 今：原误作"令"，据类聚本改。

卷之中

痈疽发背分表里证论第二十三

伍氏方论曰：痈疽发背者，五脏六腑不调所生也。五脏主里，气行经络①而沉；六腑主表，气行经络而浮。二者皆因喜怒不测，饮食不节，阴阳不调，则脏腑不和，荣卫虚，腠理开，寒气客于经络之间，经络为寒所折，则荣卫稽留于脉。又曰：荣者，血也；卫者，气也。荣血受寒，则涩而不行，卫气从之，与寒相搏，壅遏不通。又曰：气者，阳也。阳气蕴积则生热，寒热不散，故积成痈脓。又曰：腑气浮行于表，故痈肿浮高易治；脏血沉寒主里，故疽肿平陷，状如牛颈之皮，因而内蚀，伤骨烂筋，为难治。又曰：人五脏六腑俞穴，皆在背上，凡作疾证，易伤脏腹②多致坏病。又曰：人多服丹石及钟乳更生散；及炙煿酒面，温床厚被，并尽力房劳，精虚气耗，至中年有消渴、消中、消肾之病，多发痈疽。所以然者，体虚热而荣卫否涩故也。又曰：疖者节也，痈者壅也，疽者沮也。一寸至二寸为疖，二寸至五寸为痈，五寸至一尺为疽，一尺至二尺为竟体

---

① 络：原作"终"，据类聚本改。
② 腹：类聚本及薛氏本均作"膜"，据文义，疑为"腑"字之误。

疽。大抵痈疽脉洪数甚者难治，脉微涩者易愈。治法：初觉便宜热拔毒，已溃则排脓止痛，脓尽则长肌敷痂。次序施治，切不可拘一法。酌量轻重，形证逆顺，寒则温之，热则清之，虚则补之，实则泻之，导之以针石，灼之以艾炷，破毒攻坚，以平为期，此为至论。

察疽发有内外之别第二十四

李氏云：初发疽时，一粒如麻豆大，身体便发热，生疽处肉亦热，肿大而高，多生疼痛，破后肉色红紫，此为外发。虽大若盆碗，如用药有理，百人百可活。如初发疽时，不拘大小，身体无热，自觉倦怠，生疽处亦不热，数日之间，渐渐开大，不肿不高，不疼不痛，低陷则坏烂，破后肉紫色黑，此为内发。有此证者，未发见之先，脏腑已溃烂，百人百不救，虽有神仙之药，亦付之无可奈何。

辨痈疽发背阴阳浅深缓急治法第二十五

曾氏云：凡痈疽初发至微，切不可欺。若初发肿臖使高者，势虽急而毒气却浅，盖散越于表，此乃六腑不和为痈，其证属阳，虽急而易疗。若初发至微如粟粒，甚则如豆许，与肉俱平，或作赤色，时觉痒痛，痒时慎勿抓破，其证乃五脏不调为疽，属阴，盖毒气内蓄已深，势虽缓而难治。故人初不以为事，至于祸至而不自觉，况感此疾者，神守不定，安能自察？其受病有阴阳、浅深、缓急之别，全藉医者精察，随证治之，毫厘不差，则疾无不愈。倘不分别，一例投药，以幸其中，鲜有不致

危殆者。况阴阳显晦，似是而非，虽缓而急，虽急^①而缓，苟

危殆者。况阴阳显晦，似是而非，虽缓而急，虽急[1]而缓，苟不加察，死生分焉。凡痈疽之候，先须明辨阴阳之证，更当诊其脉与外证，以为权衡。若加精审，治疗对病，则举获万全之效。诊其脉浮数而洪紧者，其疮肿瞖作，常身热烦渴，饮食知味，此乃六腑不和，大则为痈，小则为疖，其势虽急，投以凉剂，亦多全活。若诊其脉沉细而伏，或沉紧而数，初发之疮甚微，或无疮头，身不发热而内躁，体重烦疼，情绪不乐，胸膈痞闷，食不知味，或恶闻食气，此五脏不调为疽，属阴。盖痈疖则属腑，故发之浮而浅，其势虽急而缓；疽则属脏，毒气内蓄之深，势虽缓而反急，二[2]证皆荣血不调，逆于肉理，肉腐为脓。非谓阳证治之以冷，阴证治之以热，但别其痈疖则属六腑，发于外而为阳；疽则属五脏，蓄于里、发之深而为阴也。经云：阳行也速，阴行也缓，阳之体轻，阴之体重。故痈证虽急而浅，疽证虽缓而深，故浅者易愈，深者难疗。痈则浮而易识，疽则深而难辨。辨之早，治之速，无变恶证，则为尽善。急投五香连翘汤，甚者转毒散及神仙截法，更多服黄矾丸、国老膏，防托毒气，免致内攻。余遍搜百家之论，皆宜当头隔蒜及泥饼灸之，大小多寡，并依集内之法。灸罢仍服诸防托等药治之，贵早治疗，迟则难保其全活。况婴斯疾者，举世皆云难疗，方书亦不详究。故疾才觉讳而且[3]惧，自然心惊神怖，志守不定，遂使毒气乘虚内攻，变证百出，扰扰万绪，甘心自弃，轻委庸人，束手待毙。曾不若下俚之人，粗衣粝食，耐病忍痛，无力命医，殊无惊扰，虽不急治，却多全活。盖心志内定，精

---

① 虽急：原脱，据类聚本补。

② 二：原作"一"，据类聚本改。

③ 且：原作"宜"，据类聚本改。

神不散，饮食如常，毒不内攻，其疮易①溃，不妄针药，自不害人。此又有贤愚贵贱之别也。今之名外科者，多是胶柱不善变通，立性粗率，惟以针刀为快，始用毒药涂搽其外，内施冷药以虚其胃，外以涂药闭塞毛窍，致使毒气无从所出，内外交攻，血气涸乱，则正气愈亏，邪气滋盛，其疮肿臖，根脚散阔，而患者疼痛昏迷。恣其所措，毒气②烂漫，却云痛者易疗，操心刚狠，轻视人命，以规微利，却以软言慰谕病者，殊不兴念人之痛楚，顷刻难堪，反以毒药麻痴好肉，务施刀剪③，云去蠹④肉，如此为医，与屠刽何异哉？言至于此，恻然寒心。故善恶之证，全在医之工拙所致，故愚不得不辨明之⑤。如烦躁时嗽，腹痛渴甚，泄利无度，小便如淋，一恶也；脓出⑥大泄，㶿痛尤盛，脓色败臭，不可近⑦之，二恶也；喘粗短气，恍惚嗜卧，三恶也；未溃先黑，久陷，面青唇黯便污者，四恶也；肩项不便，四肢沉重，五恶也；不能下食，服食⑧而呕，食不知味，六恶也；声嘶色脱，唇鼻青黑，面目四肢浮肿，七恶也；更有气噎痞塞，咳逆身冷，自汗无时，瞪目耳聋，恍惚惊悸，语言颠错，是皆恶证也。所谓五善者，动息自宁，饮食知味，一善也；便利调匀，二善也；脓溃肿消，色鲜不臭，三善也；神采精明，语气清朗，四善也；体气和平，五善也。五善见三则善，

---

① 易：类聚本作"已"。
② 气：类聚本作"势"。
③ 剪：原作"煎"，据类聚本改。
④ 蠹：原作"蟲"，据类聚本改。
⑤ 明之：原作"其"，据类聚本改。
⑥ 出：类聚本作"血"。
⑦ 近：原作"退"，据文义及类聚本改。
⑧ 食：类聚本作"药"。

七恶见四必危。若五善并至，则善无以加；七恶骈臻，则恶之剧矣。故善治斯疾者，乘其势浅，毒不内攻，善证具备，若其势既①盛，则谨于防托，庶不内攻。苟不善治，失于防托，则毒气深攻，其七恶之证，则随即而至矣。恶证既备，百家方论，皆莫能救，惟有骑竹马法灸之，可以夺人之危于将死之际。余躬试其验，罄露所得，奚敢有一毫之隐耶！如痈疽发背等疮，治法大略相似，但要精加审度，疗之于未危之先，庶收万全之效。勿以势缓而忽视，勿以势急而怆惶，莫而后发，万举万全。若其势既见，不同其他，便用隔蒜灸之，使毒发越于外，则不致内攻，杀人之速也。其患处当头得灸，便成疮口，良久火艾既透，则疮口滋润，或出恶水，痛势亦定；兼服五香连翘汤，纵使未能顿减其势，亦少缓矣。更以骑竹马法灸之，则随即见效。若得疾已过七日，则不须用蒜灸，无益矣。只用骑竹马法灸之，仍服五香连翘汤，甚则转毒散，立见功效。此所谓要识轻重缓急也。倘疾势之骤，须急②以艾③火当头引泄，使不内攻，非灸法则④无良策。灸火之后，疾势既定，有少艾火流行，初不为害，但服托里散、国老膏、黄矾丸，自然安妥，但依将理法爱护，自无他虞。

经云：诸痛痒疮，皆属于心。心，君也，犹家主焉。疾如凶人，然家主衰则凶人得以肆其暴。闻是疾者，尚且惊惧，况身履其危，安得不动心哉？心君不动，邪气莫能干犯，如主正于凶人岂能自恣？明理之士，睹此毋以为言之赘焉。

---

① 既：原作"慨"，据类聚本改。
② 急：原作"恶"，据类聚本改。
③ 艾：类聚本作"灸"。
④ 则：类聚本作"别"。

论善恶形证第二十六

问曰：五善七恶，可得闻乎？答曰：食饮如常，一善也；实热而大小便涩，二善也；内外病相应，三善也；肌肉好恶分明，四善也；用药如所料，五善也。渴发而喘，精明眼角向鼻，大小便反滑，一恶也；气绵绵而脉濡，与病相反，二恶也；目中不了了，精明陷，三恶也；未溃肉黑而陷，四恶也；已溃青黑，腐筋骨黑，五恶也；发痉，六恶也；发吐，七恶也。

论生死形证第二十七

问曰：病有至甚而生，有微而至死，病证难辨，死生何从决乎？答曰：发背透膜者，死，不治。（此言肝俞以上。）未溃肉陷而青，唇黑便污者，死。（此言坏脏便于瘀血。）溃喉者不治，阴入腹者不治，入囊者死，鬓深及数者不治。（谓如及寸余者。）在颐后一寸三分，毒锐者 ①，不治。无此者生，流注虽多，疗之必愈。（论出郑氏《卫济宝书》。）

形证逆顺务在先明论第二十八

论曰：夫痈疽破溃之后，其形候有逆有顺，眼白睛黑而眼小，一恶也；不能下食，纳药而呕，食不知味，二恶也；伤痛渴甚，三恶也；髀项中不便，四肢沉重，四恶也；声嘶色脱，唇鼻青黑，面目四肢浮肿，五恶也；烦躁时嗽，腹痛渴甚，泄

---

① 毒锐者：薛氏本作"名毒锐"。

利无度，小便如淋，六恶也；脓血大涩，㿔痛尤盛，脓色败臭，不可近之，七恶也；喘粗短气，恍惚嗜卧，八恶也；未溃先黑，久陷面青，唇黯便污者，九恶也。更有气噎痞塞，咳嗽身冷，自汗无时，瞪目耳聋，恍惚惊悸，语言颠错，皆是恶证。所谓五善者，动息自宁，饮食知味，一善也；便利调匀，二善也；神采精明，语声清朗，三善也；脓溃肿消，色鲜不臭，四善也；体气和平，五善也。五善见三则吉，诸恶见四必危。若五善并至，则善无以加；七恶骈臻，则恶之剧矣。又有疽发所在，有不可治者何？脑上诸阳所会，穴[①]则髓出[②]；颈项上近咽喉，药饵饮食之所通，一有所碍，两不能进；肾俞上与肾相抵，命之所系，穴即透空，又不可着艾，三处有疽，并为难治。（此论见李氏、伍氏方。）

审内证用药附

自泻呕吐，不进饮食，诊之而肾脉最虚，此等古人皆以为不治之疾，然尚有救疗之理。

发背得体治贵在早论第二十九

伍氏方论曰：夫痈发背者，皮薄肿高，多有椒眼数十粒；疽发背者，皮肤顽硬，状如牛颈之皮，二证皆宜灼艾。痈成脓则宜针，其铁宜用马衔铁为之，形如韭叶样，两面皆利，可以横直裂开五六分许，取去毒血，觉病便轻，须先灸而后裂，可服神仙追毒丸，利去毒根，次服排脓托里药调治。疽成脓则宜烙，可用银篦，大二寸，长六寸，火上烧令赤，急手熨烙毒上，

---

① 穴：原作"宜"，据类聚本改。

② 出：原脱，据类聚本补。

得脓利为效，亦服神仙追毒丸、排脓托里药调治。大抵痈疽一科，尤难于诸科，所谓菩萨心、刽子手是也。得非心传契妙，莫能臻此。

疮出未辨津润墨围论第三十

伍氏方论曰：夫觉背上两胛间，赤痒肿痛，或有白粒，且以津唾时润令湿，切勿抓破，缘毒势浮沉未定。大抵在背微有赤点，或因爪破而作，或因入浴揩破，犯水脉而作，或因饮酒脍炙而作，初未辨证，且以津润墨围，渐觉势盛，以墨重围，围了又肿赤，便就围处中央着灸，不可详缓。人多以火热过疑，临急用尊崇此说。

看验赤色重灸防蔓论第三十一

伍氏方论曰：凡疮肿以手指从疮旁按至四畔上，赤黑者按之色不变，脓已结成。又按之随手赤色，此亦有脓。按之白，良久方赤，游毒已息，可就赤白色尽处灸断，疮肉平实，久而赤肿自消。

凡痈疽按之牢硬，未有脓也；按之半软半硬，已有脓也。又以手掩肿上，不热者为无脓，若热甚者为有脓。凡觉有脓，宜急破之。

论疮口冷滞难合第三十二

治痈久而疮口不合，其肉白而脓血少，此为疮口冷滞，乃病人气血枯竭，不潮于疮，遂致如是。合用北艾叶一把，入瓦器内，浓煎汤，避风处乘热用艾汤浇洗疮口四围净肉，以绢帛兜艾叶乘热浇沃，一日一次，洗了须避风，仍烧松香，以烟熏疮口，良久用神异膏贴之。其疮不可与厌秽之人见，若不能禁忌，疮口难安，药亦无效。

治背疽掺药方（事证附）

李氏云：龙游有患背疽，已溃如碗面大，视五脏仅隔膜耳，自谓必死。有用大鲫鱼一枚，去肠脏，以羯羊粪实其中，烘焙焦黑，极干燥，为细末，干掺之，疮口遂收，至今无恙。此出洪氏方，屡用有效，故附于此，须候脓少欲生肌肉时用之。

用药温凉须防秘泄论第三十三

伍氏方论曰：凡疮家皆用宣利，去其毒根，荡涤陈莝，假如神仙追毒丸、六味车螯散、五香连翘汤、千金漏芦汤，用药无过此法，更当详辨禀赋强弱，临时加减。大抵治疮要法，须是脏腑坚而不秘，通而不泄，则真气不耗，邪无所留。如治秘结，神功麻仁丸最妙，谓如老人肠胃虚，津液耗，便秘不利，精神昏浊，服之必安，可以类推。凡疮溃之后，尚觉虚热，可与五香汤内加犀角末、黄芪、人参之类。如大便秘、小便赤，可与五香汤加大黄、朴硝。

大抵痈疽不可舍五香汤，假如治疮，温药必用桂以通血脉，理疏不足，宜导百药；冷药必用地黄，补五脏内伤不足，通血脉，益气力，填骨髓，长肌肉，作汤除热。近行万全散一方（又名内托散），用乳香、绿豆粉二味，乳香消诸痈毒肿，绿豆压热下气消肿，解乳石。服至一两，则香透彻疮孔中出，二味真良药也。

视生白痂切护勿触论第三十四

伍氏方论曰：夫痈溃破之后，败肉渐去，新肉渐生，日见堆阜，方成白膜，新血滋养，平复无疑。大率[1]疮口未可速合，日用猪蹄汤洗去恶浊，外敷生肌膏、神异膏，药封令毒脓出尽，可用圣效散合疮。然疮已向安，更加调护，切勿轻触。或[2]有便恃向安，恣情触犯，喜怒不测，饮食倍伤，强作房劳，疮能复作，尤难治疗，诸证蜂起，多有不救，更宜谨护为妙。

体察病人勤心爱护论第三十五

伍氏方论曰：凡痈疮一证，病人常自体察，凡疮初作，先以墨围，却视浮沉聚散，脓出视其多少，肉生视其阔狭，皆频体察以为喜惧，饮食视其美恶，脏腑防其秘泄，扶持欲其安便，疮口防其奢裂，病躯且忍恚怒，用勤补助汤[3]药，更自安心，令一念坚正，虽愚必明，既获更生，当怀思[4]谨。

古人用香调治有理论第三十六

伍氏方论曰：夫气血闻香则行，闻臭则逆。大抵疮多因荣

---

① 率：原作"卒"，据类聚本改。
② 或：原脱，据类聚本补。
③ 汤：原作"旸"，据类聚本改。
④ 思：类聚本作"畏"。

气不从，逆于肉理，郁聚为脓，稍得香味，血行气通，必无凝滞，多服五香连翘汤、万全散、秘传金粉散。凡疮家本自腥秽，又加臭恶，因而相触，反成大患，毒气入胃，令人咳逆。古人用香，可谓有理。且如饮食之中，调令香美，益其脾土，养其真元，可保无虞。

饮食居处戒忌第三十七

李氏云：作劳叫怒，嗜欲饮食，如干湿面，炙煿煎炒，腌藏法酒，生冷滞腻，牛、羊、鸡、鹅、鱼，（《素问》云：鱼为热中。）并不可食，性热者发热，冷者损脾胃，毒者发病，皆当戒之。

病者之房，深戒有腋气之人，并有孕妇人，月经现行妇人，孝子僧道，毋令入房，房①内常令洒扫洁净，焚好香气，方使气血流畅，易得安愈。合药之时，亦忌此等见之，又忌见鸡犬猫畜。

独胜散服法下云：疮疡固自腥秽，却反不喜臭秽，若不洁之气触之，毒必引蔓，已溃者必复发，以逆故也。昔人方法，无不用香，盖知其所治也，饮食必香则气顺，衣着居处亦务鲜洁，接物语言，更防腋臭，闻他人口气之类，皆预防之。孝子、僧尼、寡妇、悲怆之声，并宜避之，妇人月事行者，毋令入房，尤当忌谨②。

凡有背疽之人，难于隐几，但用绿豆十斗，作为大袋，隐伏则自然心凉，身体安稳。以上戒忌，已安后半年间，血气未

① 房：原脱，据类聚本补。
② 从"独胜散服法下云"至段末：原本无，津氏据韩本补于书末。今据类聚本补于此，内容与津氏所补同。

定，犹当谨戒，不废药饵，方能保全。

论医者贪利更易前方第三十八

李氏云：尝见世间医者，存心不良，每有一妙方，秘而不传，或见流传经验之方，复多毁訾，惑人莫用，所谓技在羿则羿，重此谋利，嗜贿之常。愚所集验之方，乡里亲朋得此疾^①者，其始为医者所惑，迟迟不用，历试他药，其疾愈甚，既而技穷，病者却来下问。愚嘱其专用此方，数日后可收效，已而果如其言中。或信之不笃，改弦更张，病势随变，使之复寻旧辙，尽得安痊。则知已效之方，诚不可易。然愚既不蹑其后，与之辩论，又不能家置一喙以自晓，故寄之声画，以见其意，质诸古今，以解其惑。如有古之吕西华秘传麦饭石膏方，以外舅之亲，计其不可得，裴员外唊之以名第，河南尹胁之以重刑，吕宁绝荣望，守死不传。君子责之以存心隘，尚在可恕之域。因举近世医者，每见已试之效验名方，设为谲诈之术，使人勿复用之，其罪莫赎。岁在淳熙丙申仲夏，有赵公宣教字季修，来宰龙泉，速于赴官，单骑兼程到此，未几鼻衄忽然大作，日出血数升，时家兄通直与之游，教以服藕汁地黄膏方。赵云：某得疾有由，往年因赴铨曹注拟，其日暴热，自省前至书铺，急走^②数回，心绪不宁，感热而骤得之，寻叩临安一名医，服药遂痊，谢以钱五万。临分袂，医者再三嘱云：恐他时疾作，万勿轻信医者，服生地黄、藕汁之药，冰冷脾胃，无复可疗，必欲别求妙剂。半月间，易数医无效。家兄遂自制藕汁地黄膏，

---

① 疾：原作"庆"，据类聚本改。

② 走：原作"足"，据类聚本改。

勿言所用药味以赠，赵公服之，三日疾愈。赵云：蒙惠药如是
之灵验，与向来临安所服之药，气味相似，得非方同乎？家兄
对曰：即前所献之方也。赵公惊叹曰：始觉医者谲谋以误我，
早信此方，不受苦许久。再三称谢。以愚前所集方，如治因热
毒冲心而呕，用内托散，（又名万全散。）因脾胃虚弱而呕，用嘉
禾散，各有证候。治疽疮之灵验，有麦饭石膏。治渴疾之神效，
有加减八味丸。此四方屡为医者眩惑，使人勿用，深悯其病者
之受害。今又举赵公之事为证，表而出之。

诸家所用得效名方附 [①]

神仙追毒丸 （又名圣授丹，又名神仙解毒万病丸。） 能解一切
毒，如被狐狸毒、鼠莽毒、恶菌、河豚毒、食疫死牛马肉毒，
或蛇犬恶虫所伤。又治痈疽发背，及疔鱼脐疮，人多不识，唤
作痈疽，致命杀人者，治诸风瘾疹、赤 [②] 肿瘤等。

文蛤一名五倍子，捶破，洗，焙，净秤三两　山茨菰去皮净，焙，秤
二两　千金子一名续随子，去壳，研去油，取霜秤一两　红牙大戟去
芦，洗净，焙干，秤一两半　麝香三钱，别研入

上除千金子、麝香外，三味为细末，却入研药令匀，用糯
米煮浓饮为丸，分为四十粒，每服一丸，研生姜薄荷汁，并华
水研服，干薄荷浓煎汤，冷磨服亦佳。通利一两行无妨，只温
白粥止住。合时宜用端午、七夕、重阳日合，或遇天德、月德
日亦佳。合时要在净室焚香，至诚修制，毋令妇人鸡犬见，效
验不可具述，宜珍藏之。喻良能云 [③]：葛丞相传此，以为济世卫

① 原无，据目录及体例补。
② 赤：原作"亦"，据类聚本改。
③ 云：原作"之"，据类聚本改。

生之宝，凡人居家或出入，不可无此药。如毒药最多，若游宦岭表，才觉意思不快，便服之即安。二广山谷间，有草曰胡蔓草，又名断肠草，若以毒[①]人，急水吞之急死，缓水吞之缓死。又曰：毒蛇杀之，以草覆上，以水灌之，数日菌生其上，取为末，调酒以毒人，始以无患，再饮酒即毒发立死。其俗淫妇人多自配合，北人与之情相好，多不肯逐北人回，阴以药置食中，比[②]还，即戒之曰：子夏来，若从其言，即复以药解之，若过期不往必死矣，名曰定年药。北人届彼亦宜志之。始[③]觉中毒，四大不调，即便服之，或于鸡、豚、鱼、羊、鹅、鸭等肉内下药，再食此物，即触发其毒，急服此药一粒，或吐或下，随手便瘥。昔有一女子，久年病劳瘵，命在旦夕，为血尸虫所噬，磨一粒服之，一时间吐下小虫十余条，大者正为两段，后更服苏合香丸，半月遂愈，别具汤使于后[④]。菌蕈、菰子、金石（砒也。）毒、吃疫死牛马肉、河豚鱼毒，时行瘟疫，山岚瘴气，急喉闭喉，缠喉风，脾病黄肿，赤眼疮疖，冲冒寒暑，热毒上攻，自缢溺水，打折伤死，但心头微暖，未隔宿者，以上并用生姜蜜水，磨一粒灌之，须臾复苏。痈疽发背未破，鱼脐疮，诸般恶疮肿毒，汤火所伤，百虫犬鼠蛇伤，以上并用东流水磨涂，并服一粒，良久觉痒立消。打扑擤损伤折，炒松节酒磨下半粒，仍以东流水磨涂。男子妇人，颠邪鬼气鬼胎，暖酒磨下一丸，可分作两服，有毒即吐下自止。

转毒散　治发背痈疽，不问浅深大小，利去病根则免传变。

---

① 毒：原作"纛"，诸本同，据文义改。

② 比：原作"比"，据类聚本改。

③ 始：类聚本作"若"。

④ 别具汤使于后：此六字原脱，据类聚本补。

车螯紫背光厚者，又名昌娥。以盐泥固济，令通赤，候冷，净取末一两　甘草一分　轻粉半钱

上一处为细末，每服四钱匕，浓煎瓜蒌酒调下，五更初服，转下恶物为度，未知再用瓜蒌一个去皮，酒一碗，煎至一盏，调一服，甚者不过二服。要须熟视其势，若大瘑骤，则急服之，效在五香连翘汤之上；但稍缓者，只服五香连翘汤；若急切，急服神仙截法。

孙真人单煮大黄汤　宣热拔毒（大便秘者方可用此。）。

锦纹大黄酒洗去皮，不以多少

上一味锉如麻豆大，水煮服，即快利，此要法也。

神仙截法　治痈疽发背、一切恶疮等，预服此，毒气不内攻，可保无虞。

真麻油一斤，银器内煎数十沸，倾出，候冷

上用无灰酒两碗，浸油内约五大盏许，重汤温稍热通口急服，一日尽之为妙，感疾数日者亦宜急服之佳。此法传授之于吴安世，云吾家三世用之，无不效验。又闻猎者云，凡误中药箭，急饮麻油，则药毒不行，后果于西山亲睹人被虎箭穿股者，号叫不忍闻，急以麻油灌之，良久遂定。又闻郑学谕德甫云，渠尊人曾用之有验。

秘传连翘汤

连翘　升麻　朴硝各一两。别研　玄参　芍药　白蔹　防己　射干各八分　大黄一两三钱　甘草炙，半两　杏仁八十个，去皮尖，面炒黄，别研

上除杏仁、朴硝外，为粗末，却入杏仁、朴硝末令匀，每服三钱，水一盏二分，煎至八分，去滓空心服，利下恶物为效。

五香连翘汤　治一切恶核瘰疬、痈疽恶肿等病。(《三因》)

舶上青木香　沉香　乳香　丁香　麝香　升麻　独活　桑寄生　连翘　射干　木通去节，各二两　大黄蒸三两

上㕮咀，每服四大钱，水二盏，煮取一盏以上，去滓取八分清汁，空心热服，半日以上未利，再吃一服，以利下恶物为度，未生肉前服不妨，以折去毒热之气。本方有竹沥、芒硝，恐泥者不能斟酌，故缺之，知者自当量入。一方有黄芪、藿香，无独活、射干，一名五香大黄汤。

五香连翘汤　凡一切恶核瘰疬、痈疽恶疮、脑背等，或灸后更服亦妙。

青木香三分　鸡舌香去顶，一分　桑寄生二分　沉香　木通　生黄芪　大黄各一两。酒浸，煨，老人虚人加减　麝香二钱　乳香　藿香　川升麻　连翘各半两

上为细末，每服四钱，水一大盏，煎至七分，任性服，略疏通，或即取下恶物，然后服内托散之类，则毒势易散，不为深害。亦有随便消散者。此药早服为佳。

漏芦汤　治痈疽发背，丹疹恶肉，时行热毒，发作赤肿，及眼赤生疮。

漏芦　白及　黄芩　麻黄去节　白薇　枳壳去穰、麸炒　升麻　芍药　粉草炙，各二两　大黄二两，蒸，若见热而实，加作五两

上㕮咀，每服四大钱，水二盏，煎至七分，去滓，空腹热服，以快利为度，本方有芒硝，今去之。

千金漏芦汤

漏芦　连翘　黄芩　白蔹　枳壳去穰，麸炒　川升麻　粉草炙　麻黄去根节。各一两　大黄一两半，湿[1]纸煨　朴硝别研，一两

---

[1]　湿：原作"炒"，据类聚本改。

上除硝外，并为细末，每服二钱，水一盏，姜三片，薄荷三叶，煎至七分，空心温服，利下恶物为妙。

六味车螯散

车螯四斤[1]，黄泥固济，水煅通赤，出水毒一宿，研为末　瓜蒌一斤[2]，去皮用仁，新瓦上炒令香　灯心三十茎　甘草节二钱重，炒

上将瓜蒌、灯心、甘草节为粗末，只作一服，用酒二盏，煎耗半碗，去滓，入蜜一大匙，和匀，每服[3]酒八分盏，车螯末二钱，腻粉少许调匀，空心温服，取下恶物黄涎为效。

以上诸方，通行宣利拔毒之药，可斟量轻重，选而用之，万不失一。

止痛灵宝散

鬼系[4]腰生竹篱阴湿石岸，络石而生者好，络木者无用。其藤柔细，两叶相对，形生三角，用藤叶一两，洗净，晒干，不可见火　皂角刺一两，锉，新瓦上炒黄　甘草节半两　瓜蒌大者一个，取仁，亦用新瓦炒黄　明乳香三钱重，别研　没药三钱，别研

上除乳香、没药外，为粗末，入乳香、没药和令匀，每服二钱，水一盏，酒半盏，慢火煎至一盏，去滓通口服，无时候。

乳香万全散（只是内托散，在前不录。）

神秘陷脉散

黄芪　人参并去芦　川当归酒洗，去芦　川芎　赤芍药　粉

---

① 斤：类聚本作"个"。
② 斤：类聚本作"个"。
③ 服：类聚本作"用"。
④ 系：原作"击"，据类聚本及薛氏本改。薛注云：鬼系腰即薜萝也，又名络石。

草　地骨皮　五加皮　忍冬叶　橘红各一两　乳香　没药并别
研。各半两

上为粗末，每服三大钱，水一盏，酒半盏，煎至一盏，去
滓温服，无时候。

神功麻仁丸

麻仁去壳，研令极细　川大黄三两，湿纸裹煨　人参二①分，去
芦　诃子煨，取肉，一两

上除麻仁外，为细末，和麻仁令匀，炼蜜丸如梧桐子大，
每服二十②丸，热水任下，食前临卧时服。

清心内固金粉散又名金花散。

辰砂别研　白茯苓去皮　人参去芦。各三分　绿豆粉四两，
研　雄黄一分，研　甘草三分　朴硝半两，别研　白豆蔻仁半
两　脑子　麝香并研。各一分③

上以参、苓、白豆蔻为末，入研药令匀，每服一钱半，蜜
汤调下，无时候。

清膻竹叶汤

生地黄洗，焙，六两　黄芩去心　芍药　人参去芦　知
母　粉草炙　白茯苓去皮。各二两　川升麻　黄芪蜜炙　栝楼
根　麦门冬去心。各三两

上为细末，每服二钱，浓煎竹叶汤一盏，纳枣一个，去核，
再煎至八分，无时温服。

以上六方，治痈疽热盛焮肿，作渴疼痛。

猪蹄汤　治一切痈疽肿坏，消毒气，去恶肉，凡疮有口，

---

① 二：类聚本及薛氏本均作"三"。

② 二十：类聚本及薛氏本均作"三十"。

③ 分：此方中剂量为"分"者，薛氏本并作"钱"。

便要用此汤洗濯。

香白芷_{不见火，切}　生甘草　老羌活　露蜂房_{取有蜂儿者}
黄芩_{去心}　赤芍药_{去皮}　川当归_{去芦，洗，焙。各等份}

上为粗末，看疽大小用[1]药，如疽大加料用。上先将獖猪前蹄两只一斤，只用白水三升，煮软，将[2]汁分为两次，澄去面上油花并下面滓肉，每次用药粗末一两，投于汁中，再用文武火煎十数沸，去滓，以故帛蘸药汤，温温徐徐薄揩疮上，死肉恶血，随洗而下。净洗讫，以故帛挹干，仍避风，忌人口气吹之。有胡臭人并月经见行妇人、猫犬，并不许入病人房。洗疮，切勿以手触着。洗疽之方，所传三四十只，用之只此一方，极神效。所用露蜂房最有理，谓其以毒驱毒也。

洗药猪蹄汤

藁本_{去苗}　川当归_{去芦}　杜独活_{去芦}　茵草　黄连_{去须}　蔷薇根　狼牙草　甘草　大黄　芍药_{各二两}

上为粗末，先用獖猪前蹄一只，煮取浓汁，澄去滓肉与上面油花，每用药末半两，蹄汁一碗，葱白一根，汉椒二十余粒，同煎三五沸，去滓，通手洗。

以上二方，治痈疽破后，先用洗净，软帛挹干，贴膏药，去败肉，生新肉。

洗药神硝散

蛇床子_{二两，为粗末}　朴硝_{一两，研}

上二味，和匀，每用三钱重，水一盏，煎三五沸，去滓，通手洗，掺后末，合疮口。

---

① 用：原脱，据类聚本补。
② 将：原作"时"，据类聚本改。

圣效散

黄柏一两，去粗皮，细切，炒至赤黑色　川山甲一两，沙炒令黄色　槟榔　木香各半两，炒令黄色　鸡肶胵七两，同炒①

上为细末，每用少许，候大脓出尽，方可干掺疮上。（并伍氏方附于此。②）

---

① 两：类聚本作"枚"；同炒：类聚本作"生用"。

② 并伍氏方附于此：原脱，据类聚本补。

卷之下

论麦饭石膏治效辽绝第三十九

李氏云：麦饭石膏治背疽之疾，神妙莫比，惜乎世人罕有能知者，然古方所载，用药修制，略而不详，则其间药材不真，修制苟简，是自致其无验，非方之误也。愚亲见一贵人有此疾，医者用麦饭石膏涂贴，不惟无效，而反增其痛楚，更以毒药盦之，脓亦不溃，昼夜疼痛，不得安寝，疮逐日开大，侵至两胁，又于咽喉脚膝间，遍发数疽，医者尽以为不可治疗，愚虽预备此药，选择修制，既良且精，而未敢便用，俟诸医缩手，试以用之，一夕之间，疼痛尽止，脓血俱溃，来如湍水，病者安寝，众皆惊愕，以谓别有神药，殊不察止是麦饭石膏也。疽疾须得脓血溃散之多，即便毒气随脓血出，不至内伤脏腑，病者得安。有一庸医见脓不溃，遂打两银管欲插入疽，以口吸出其脓。愚谓用此则病者必不救，力沮①其说，又用荐席开其一窦，使病者仰卧以取脓，此既不可谏，因令试之，脓亦不来，后卒用愚所合麦饭石膏而取效。自此而后，乡间有此疾者来下问，因录

---

① 沮：通"阻"。

此方，俾精择修合，尽取十全之功，愚故详著之。

麦饭石膏方　治发背，诸般痈疽神效。(一名鹿角膏。)

白麦饭石（其石颜色黄白类麦饭团者是，如无此石，只寻旧面磨近齿处，石不限多少，用炭火煅至红，以好酽米醋淬之，如此煅淬十次方得，却碾为末，重罗去粗者，取细末入乳钵内，用数人更递研五七日，要如面样，极细为妙。）　白蔹（碾为细末）　鹿角（即不用自脱者，须拣带脑顶骨全者，即是生取之角方可用，截作二三寸长，炭火内烧，令烟尽为度，碾罗为末，再入乳钵内，更迭研令极细。）

上用煅成麦饭石细末二两，白蔹末二两，鹿角灰细末四两，最要研得极细，方有效验。若研得不细，涂得极痛；若细而嫩，大能止痛收口排脓。(精粗之效验不同者如此。)和合时，量药末多寡，用经年好米醋，入银石器内，煎令鱼眼沸，却旋旋入前三味药末在内，用竹篦子不住手搅，熬一二时久，令稀稠得所，取出，倾在瓷盆内，候冷，以纸盖其上，勿令着尘埃。每用时，先用猪蹄汤洗去疮上脓血至净，以故帛挹干，以鹅翎拂药膏涂敷四围，凡有赤处，尽涂之，但留中心一口，如钱大，以出脓血，使热毒之气随出。如脓未溃，能令内消；如已溃，则排脓如湍水，逐日见疮口收敛；如患疮久，肌肉腐烂，筋骨出露，用旧布片涂药，以贴疮上，但内膜不穴，亦能取安。洗疮勿以手触动嫩肉，仍不可以口气吹着疮，更忌有腋气之人，及月经见行妇人，或有孕人见，合药亦忌此等。合此药时，须要麦饭石好，鹿角要生取带脑骨者，烧灰时却不使脑骨，但要辨其生取与自退尔。若能精择药材，精虔修制，胜用他药，收功多矣。仍可熬取好米醋一大碗，收瓷器内，候逐日用药于疮上，久则其药干，常用鹅翎点醋，拂湿其药，勿令绷也。初使须一日一洗一换药，十日后，两日一换。古方云：白麦饭石，颜色黄白，类麦饭，曾作磨者尤佳。愚谓麦饭石不可作磨，如古人云曾作磨者尤佳，则惑人矣。麦饭石，其状如饭团，生粒点，若无此石，当以旧面磨近齿处石代，取其有麦性故也，屡试得效，此石铺家有时无卖，念欲用之，但于溪中寻麻石，中有白石粒如豆如米大者，即是也。但其石大小不同，或如拳，或如鹅卵，或如盏，大略如握聚一团麦饭焉。（古方有序，字多不录。）

论神异膏功用第四十

凡疽疾，先以麦饭石膏涂敷，俟其疮根脚渐收，止于寸径大，却用神异膏贴之收口。大抵痈疽切戒用急涩之药，敛口太速，毒气发泄未尽，必于其旁复发大疽，断然无疑。敛口速效之药，亦有数方，不敢传示于人，恐躁急之士用之，适所以害病也。膏药有十数方，功用优劣不同，历试以知其性，惟神异膏独冠。何以验之？前后有贫贱之家，无药可服，亦且未能成就麦饭石膏，止有神异膏一药，随此与之，疽疾亦安。而更有一奇效，亦要知之。人有疽疾，所受深浅不同，故其疮口之收敛，有迟速之异，既不可用急涩之药以取速效，又不可无药以疗其病。若用神异膏以贴，则随其人病之浅深取效，或一月，或一季，或半年，不痛楚，起居无碍，自在取安乐，与病相为终始。然合时极难于火候，以愚之熟于修合，亦且初合时一二次瞻料不到，失其药性。今于方后，已详其曲折，可熟看而修合。兼合麦饭石膏，熬神异膏，皆要于一净室中修合，不可与妇人、鸡、犬、猫、厌秽物见。

神异膏方 治发背痈疽，诸般恶毒疮疖。其效如神。

露蜂房要用蜂儿多者为妙，细剪事治极净，一两　全蛇蜕以盐水洗净，焙干，秤半两，细剪　玄参半两，去芦，切　绵黄芪三分，去芦　黄丹五两，罗取细者，后入　真好麻油一斤　杏仁去皮尖，切小片，一两　男子乱发净洗，焙干，如鸡子大

上件药，先将麻油入银銚中，同乱发于风炉上，慢慢文武火熬，候发焦熔尽，以杏仁投入，候杏仁变黑色，用好绵滤去滓，再将所熬清麻油入银銚内，然后入黄芪、玄参二味，慢火熬一二时久，取出銚子，安一冷风炉上，候半时久，火力稍息，旋旋入露蜂房、蛇蜕二味，先准备柳枝杖子，才入二味，便要急搅下了，却移銚子于火上，不住手搅，慢火熬至黄紫色，又再用绵滤过，复入清油在銚内，乘冷投黄丹，急搅片时，又移銚子于火上，以文武火慢慢熬，不住手用柳枝杖搅千余转，候药油变黑色，滴一二滴于净水中，见得凝结成珠子，则是膏成就。若珠子稀，再熬少时，必候得所，然后瓷器内封收用，或恐偶然熬得火太过，稍硬难于用，却量度将少蜡熬麻油添在内，用瓷器盛封盖，于甑上蒸，乘热搅匀，收而用之，膏药熬成了，须用连所盛瓷器，置净水盆中，出火毒一昼夜，歇三日方可用。熬此膏药极难于火候，须耐烦看火紧慢，火猛即药中火发，不特失药性，又伤人面目，救助不及，千万谨戒。（膏药方甚多，不下数十，治特疽之神效，无出于此。）

家藏神验血竭膏伍氏方

川当归去芦，酒洗　白芷　大黄　黄连去须　黄柏去粗皮　木鳖子去壳　皂角去皮子弦　汉椒去梗、目、闭口者　苦参去芦　杏仁去皮、尖、双仁，生用　露蜂房各一两　男子乱发一两　乳香别研　没药别研　血竭各三两重，别研　虢丹罗过，六两

上十六味，除乳香、没药、血竭外，余药锉碎令匀，用真

麻油八两，浸一宿，却入铁铫内，文武火煎令发焦为度，绵滤去滓，取清油秤过多少，再入铫内煎令沸，每两清油入虢丹一两，柳枝杖搅不住，候加减软硬得所，就水中试之，不拈手为度，再入乳香、没药、血竭三味搅匀，候冷取出，用白皮纸就热火上随疮口大小熨开，剪去四边白纸，贴疮口上。合药用辰日及天德、月德、天医吉日为佳。

外食鹿角膏，只是麦饭石膏同，不录。

压热神白膏

大黄　白蔹　黄柏皮　南星　赤小豆　黑蛤粉各一两

上为细末，用芭蕉清汁调涂肿上，遇干时，更用蕉汁刷湿。

牡蛎地黄膏

大黄一两，为末　牡蛎盐泥固济，煅赤，出火毒一宿，研令极细，取末，二两

上用生地黄研取自然汁，调涂肿上，干时用地黄汁刷湿。

以上诸方，治痈未破肿痛，破后，涂角四畔，余肿临时详酌更换用。

李氏云：疽疾既成，先服取毒之药，只用麦饭石膏涂贴五七日之后，病渐减退，合服川乌丸、二乌丸，驱余毒，活气血，生肌肉，排宿脓，去风邪，既破之后，合服内补十宣散，多服为妙。

治发背，活经络，**大川乌丸**。

大川乌生，去皮尖　当归去芦，酒洗　赤芍药　苏木锉，炒　木鳖子去壳，切，炒　川独活去芦　羌活去芦。以上各二两　五灵脂淘去砂土，微炒　乳香　没药并别研　穿山甲蚌粉炒。以上各一两

上为细末，酒煮面糊丸如梧桐子大，空心温酒下三十丸。

治发背，托里定痛，驱风毒，凉血脉，**二乌丸**。

羌活去苗　薄荷叶各三两　川芎三味不见火　玄参　地榆　麻黄去根节　蔓荆子去蒂白膜　旋覆花去萼蒂　荆芥穗各二两　防风去叉芦　天麻　白芷不见火　白僵蚕直者，去丝足口，炒　牛蒡子炒。各二两　甘菊花三两　大川乌去皮尖，炮①　何首乌各四两　粉草炙，四两中②　蝉蜕洗，去土、前足，半两

上为细末，炼蜜丸如弹子大，每服一丸，食后细嚼，茶酒任下。

疽口紧小而硬论第四十一

李氏云：大凡疽口紧小而硬者，盖为风毒所胜，合用蚣蝎散掺于神异膏上，止于近疮口处，掺一小钱大，不必遍地掺药。

蚣蝎散　治痈疽疮口小而硬，贴膏药而脓不来，此为风毒所胜，宜用此药。

赤足蜈蚣一条，去头足，生用　生全蝎三个，去毒，要全者　木香一钱重

上为细末，用时先以猪蹄汤净洗疽了，以帛挹干，以此药一字许掺于膏药上，近疮口处贴，其效如神，每用神异膏，合先量疽大小，涂在纸花上了，却用此药掺于膏药上，要使先到疮口故也。若疮口阔大及不硬，则不必用此。

论疽疾变证咽喉口舌生疮甚者生红黑菌第四十二

李氏云：凡痈疽之疾，初服头药失序，或不曾服内托散，

① 炮：原作"炒"，据类聚本改。

② 中：类聚本同，疑为"半"字之误。

又无药宣得内毒，致令热毒冲心经，咽喉口舌生疮，甚至生红黑菌，变证甚速，难于医疗，合预备琥珀犀角膏治之。向有一贵人，因疽而生此证，医者以为心脏绝，尽皆设辞退医，愚进此药，一日而安。当先服犀角散，防有此证。

琥珀犀角膏方　治咽喉口舌生疮菌。

真琥珀研　生犀角屑各一钱重　辰砂研　茯神去木皮。各二钱重真脑子研，一字　人参去芦　酸枣仁去皮，研。各二钱重

上人参、茯神、犀角为细末，入乳钵内，别研药味和匀，用炼蜜搜为膏子，以瓷瓶收贮，俟其疾作，每服一弹子大，以麦门冬去心浓煎汤化服，一日连进五服取效。

李氏云：凡发背疽之后，不曾服内托散，致使热毒冲于心经，必使后来咽喉口舌生疮，甚至黑烂，合先服犀角散，以解散其毒，免有此证。

犀角散方

生犀角屑　玄参去芦　升麻　生黄芪去芦，切　赤芍药　麦门冬去心　生粉草　当归酒洗，去芦，焙。各一两　大黄微炒，二两

上为粗末，每服三钱，水一盏半，煎至七分，去滓温服，不拘时。

详审候熟溃脓①戒用针刀说第四十三

曾氏云：切宜熟视详审，俟其溃熟脓透于外，其势盈盈欲出，只用替针丸，自疮头咬开，不半日许，其脓自出，切不必

---

① 脓：原脱，据目录补。

用针刀也。俚语有云：痈疽能杀生人。若医疗合法，脓溃肿消，不用针刀，肌肉不坏，则生死人；倘不候熟溃，而妄以针刀破之，谓之生杀人。诚实如此，切宜谨守。

论伤割证第四十四

李氏云：病痈疽人，适被庸医用毒药掩盦，或以针刀伤割，不能生肌肉，疮口不合，切不可用急涩敛口药，当只用猪蹄汤与北艾汤相间洗，以神异膏贴之，并服排脓内补十宣散，兼服内托黄芪丸。

内托黄芪丸　治因用针砭伤其经络，白脓赤汁逗流不止。

生黄芪去芦，焙，锉，八两　　当归洗，焙，三两　　肉桂去淡者，不见火　　木香　　沉香　　乳香别研。各一两，诸香并不见火

上为细末，用绿豆粉四两，生姜自然汁煮糊，丸如梧桐子大，无时，候温，熟水吞下四十、五十丸。

论痈疽发寒热多汗误用药第四十五

李氏云：近时有数人病背疽，服前方药未安之间，遍身寒热，或先寒后热，或先热后寒，或连日作，或间日作，必先呕痰，然后寒热，寒热解，大汗出，然后止，时医多欲用柴胡、牡蛎止汗之药，又有以为疟疾，欲下恒山饮子。愚力辩云：背疽之疾，不可专以为有热，亦有气虚而得之，亦有因怒气并气血凝滞而得之。所以发寒热者，先感寒邪，脾气不正，痰盛而有此证，若下柴胡必泻肝，母既虚而又泻其子；牡蛎涩气，气血已不荣运，又服涩气药；恒山饮子吐痰，大损脾胃，用药如

此，可谓误^①谬。愚但令服家传不换金正气散，祛寒邪，正脾气，痰饮自消，寒热不作，兼服排脓内补散，以木香汤易酒，不欲引呕吐故也。服此药三日，寒热自退，呕吐不作，汗亦自止。欲刊行前方之际，因治数病，见时医几误用药，故著此论，仍录家传不换金正气散方于后。

家传不换金正气散 治四时感风寒冷热之气，或伤冷物，伤寒瘴疟之疾，痰盛头痛，常服能辟山岚瘴气，四时疫疠。

苍术用米泔浸，春冬一日，秋夏浸半日，再用新汲水浸一宿，拣好者，削去黑皮，切，焙，用麸炒令黄色，去麸，秤四两　紫色大厚朴去粗皮，四两，细切，用生姜四两，捣烂，淹一宿，次日入铫，用文武火炒干用也　粉草炙，锉，取二两　真橘红水浣净，焙，取三两。上四味一处再入锅内，以文武火微炒略色变，却以纸乘于白木板上出火毒　半夏汤泡七次，焙，为细末，以生姜自然汁和作薄饼子，安文武火上，炙令黄色为度，候干，秤二两　藿香叶二两　人参去芦　木香湿纸裹煨，锉　白茯苓去皮。以上各一两

上九味，修制外为细末，每服二钱，水一盏半，生姜三片，枣子一枚，煎至八分，入盐少许，温服，无时候。

论因吃毒食发热第四十六

李氏云：凡有疽疾人，不可食羊肉、鸡肉、牛肉、鹅肉、鱼、面煎炒炙煿及法酒，食之必发热，此最要病人与看病之人善加调护，或有此证出，不得已，只有栀子黄芩汤以退其热，用之亦常取效。然病疽之人，其初服宣毒之药，已自动脏腑，

---

① 误：原脱，据类聚本补。

疮毒之后，出脓血过多，未①能平复气血，可谓虚弱之甚。今又不能戒忌，自致发热，须合服冷②药，以退其热，则是重虚矣，病者其何以堪？服药以取效，乃是侥幸于一中也，切不可恃有药而不戒忌。

栀子黄芩汤　治发背疮溃后，因饮食有伤，调摄不到，发热不住，用以退热。

漏芦　连翘　栀子仁　黄芩_{去心}　防风　石韦_{如无，自取桑白皮代}　生甘草　生犀角屑　人参_{去芦}　苦参_{去芦}　白茯苓_{去皮}。各二钱半　生黄芪_{一两，去又芦}

上为粗末，每服四大钱，水一中盏，煎至六分，去滓温服。

论疮作渴甚用精调③补论第四十七

伍氏方论曰：夫痈疽作热，大渴，毒气炎盛，急服神仙追毒丸，每日一服，取下恶毒，次服清膻汤、万全散、五香连翘汤、六味车螯散、千金漏芦汤，皆可选用。然下利以后，尚渴不止，却用生津补气秘传金粉散、人参黄芪散、内补散之类，津液生，血气实，渴自止。

论疽疾向安忽然发渴第四十八
（渴疾本原事证附）

李氏云：凡病疽疾之人，多有既安之后，忽发渴疾而不救

---

①　未：原本脱，据类聚本补。
②　冷：类聚本作"凉"。
③　调：原脱，据目录及类聚本补。

者，十有八九。疽疾将安，而渴疾已作，即便合服加减八味丸。既安之后，而渴疾之证未见，亦合先服此药，以预防其未然。若疾形已见，卒难救疗。痈疽后合服补药，若用峻补之药则发热，又况痈疾人[①]安乐之后，多传作渴疾，不可治疗，当预服加减八味丸，如能久服，永不生渴疾，气血加壮。未发疽人或先有渴证，亦合服此药，渴疾既安，疽亦不作。

加减八味丸方

大地黄洗，焙干，却用酒洒，饭上蒸七次，焙干，秤二两　真山药炒　山茱萸去核取肉，焙秤，各一两　肉桂去粗皮，淡者不用，厚者不见火，取末半两　泽泻水洗，切作块，酒湿，蒸五次，切焙　牡丹皮去心　白茯苓去皮，焙，以上各八钱重　真北五味子去枝梗，略炒令透，别为末，一两半

上为细末，炼蜜丸如梧桐子大，每日五更初，未言语前，用温酒或盐汤吞下三四十丸。

有一贵人，病疽疾未安而渴作，一日饮水数升，愚遂献此方，诸医失笑云：此药若能止渴，我辈当不复业医矣。诸医尽用木瓜、紫苏、乌梅、人参、茯苓、百药煎等生津液止渴之药，服多而渴愈甚。数日之后，茫无功效，不得已而用此药，服之三日渴止，因此相信，遂久服之，不特渴疾不作，气血益壮，饮食加倍，强健过于少壮之年。盖用此药，非愚敢自执鄙见，实有源流。自为儿时，闻先君知县言：有一士大夫病渴疾，诸医遍用渴药治疗，累载不安，有一名医诲之，使服加减八味丸，不半载而疾痊，因疏其病源云：今医多用醒脾、生津、止渴之药，误矣！其疾本起于肾水枯竭，不能上润，是以心火上

---

① 人：原作"又"，据类聚本改。

炎，不能既济，煎熬而生渴。今服八味丸，降其心火，生其肾水，则渴自止矣。复疏其药性云：内真北五味子最为得力，此一味独能生肾水，平补降心气，大有功效。家藏此方，亲用有验，故敢详著之，使有渴疾者信其言，专志服饵取效，无为庸医所惑，庶广前人笃志收方济惠之意。

忍冬丸　疗渴疾既愈之后，须预防发痈疽，大宜服此。

忍冬草不拘多少，根茎花叶皆可用

上入瓶内，以无灰好酒浸，以糠火煨一宿，取出晒干，入甘草少许，碾为细末，以浸酒打面糊丸，如梧桐子大，每服五十丸至百丸，无时候，酒饮任下。此药不特治痈疽，大能止渴，并治五痔诸瘘等。

黄芪六乙汤　常服此药，终身可免痈疽之疾。（仍大治渴疾，补虚乏。）

绵黄芪去叉芦，用箭竿者六两，一半生，焙，细锉，一半用盐水湿润，器乘饭上蒸三次，焙干，锉细　粉草一两，一半生，细锉，一半炙黄，锉细

上为细末，每服二钱，早晨日午以白汤点，当汤水服，若饮时初杯用酒调服尤妙。一方用生黄芪六两、甘草一两，㕮咀，水煎常服亦可。古人以黄芪号羊肉者此也。

论口干与渴证不同第四十九

仆尝治疽疾既安之后，或未安之际，口中干燥，舌上坚硬如鸡内金者，非渴之所能比，非水之所能润。此乃亦是肾水枯竭，而搬运不上，致令心火上炎故也。此证最恶，非惟有疽疾之人见此可虑，每见寻常不问男女无疾之人，见之亦且危矣。

诸家方论，未尝载此。古人云玉华池竭七朝亡者，此也。多见庸医不究其原，各立新说，自出己见，投之丹药，为镇坠心火，以升肾水，病家不晓，信而服之，祸如反掌。殊不知肾水既竭，更投之以丹，遂令肾水愈涸。古人云：脾恶湿，肾恶燥。非滋润之药，不能疗之，所用加减八味丸正合其意，外有桑枝煎及五味子汤，并具[①]于后。自明谨跋。

桑枝煎方　大治口干，取花桑枝一小升，细切，炒香，以水三大升，煎取二升，一日服尽。一法以花桑枝不以多少，寸锉，炒令香，先以水于瓦罐中，用文武火煮折一半，去滓，再入银器内，重汤煮，再折一半，或入少蜜亦可。仙经云：一切仙方，不得桑枝不服。（出《抱朴子》。）常服疗体中风痒干燥，臂痛脚气，风气，四肢拘挛，上气眼晕，肺气嗽，消食，利小便，久服轻身，聪明耳目，令人光泽。

五味子汤　大治口燥舌干，此是肾水竭也。

北五味子真者　绵黄芪生，去芦　人参去芦　麦门冬去心。各一两半　粉草炙，半两

上㕮咀，每服半两，水一盏半，煎至八分，去滓温服，无时候，一日一夜五七服，妙。

论发背有热未有不因虚而得之第五十

一发背之人，虽云有热，未有不自肾虚而得之者，若疽疾减退五分之后，便合如前法，五更初服山药丸或加减八味丸。

---

① 具：原脱，据类聚本补。

疟疾将安当补气血第五十一

李氏云：疟疾将安，及七八分，便当服加料十全大补汤以补气血，每日当与排脓内补十宣散相间服。

论服补药捷径第五十二

李氏云：肾脉虚盛，当用补药，而有抵牾处，如用鹿茸、附子之药，是抱薪救火，如用平补之药，肾气猝难平复，若俟河之清。向来有一贵人，苦疽疾，正生此一证，诸医无策。愚云：昔尝闻一名医讲论，凡人遇五更初，肾气必开，若一语言、咳嗽、口唾，即肾气复合。遇肾开时，进一服平补药，其功效胜寻常服峻补之药十数服。愚以此策献之，遂选用山药丸，所用皆平补肾气，全无僭燥偏重之药，依此法而进，详以告病者，与其侍旁之子弟，如法而服药三日之，医者诊脉已平复矣。凡有疽疾之人，肾脉虚弱，未可便如古人之论，以为不可治。若人有痼冷、虚弱、危困之疾，如其法而用药，可谓用力寡而收功倍矣。无比山药丸出《局方》，不复重录。

治痈疽后，补气血，进饮食，**加味十全汤方**。

黄芪去叉芦，锉令二寸长，捶扁，以冷盐汤湿润，蒸三次，焙锉　大地黄先洗，焙干，以酒洒，饭上蒸十次，锉，焙干。秤二味各一两　大当归去芦，酒洗，切去头尾，留中剂，焙干　川芎微焙　人参去芦，切，焙　白茯苓去皮，切，焙　粉草炙　白芍药拣有皮者真，刮去皮，切，焙用　桂心去粗淡者，不见火，切　天台乌药隆兴者可用　白术米泔浸半日，切，焙，麸炒黄　橘红去白　北五味子去梗，

微炒。以上十一味各秤半两

上㕮咀，每服一两，用水一碗，生姜五片，北枣二枚，同煎至八分碗，去滓，取清汁分作两服，留滓，晒干，碾为细末，后来常服，再用姜枣煎服。

人参内补散

芍药　黄芩_{去心}　茯苓_{去皮。各三两}　粉草_{一两半，炙}　桂心_{不见火}　人参_{去芦。各一两}　麦门冬_{去心}　当归_{去芦，酒浸，焙}　熟地黄_{洗净，焙}　木香_{不见火。各二两}

上为细末，每服二钱，水一盏，姜三片，枣一个，煎至八分，无时温服。

神效托里散　治痈疽发背，肠痈奶痈，无名肿毒，焮作疼痛，憎寒壮热，类若伤寒。

黄芪_{去芦，盐水炙}　忍冬叶各五两　当归_{酒洗，去芦，一两八钱}　粉草_{炙，八钱}

上为细末，每服二钱，以酒一盏半，煎至一盏，若病在上部，食后服，病在下，空心服，少顷再进。留滓外敷，不问老少虚人，皆可服之。

排脓内补十宣散_{又名十奇散，一名内补散}　治痈疽疮疖，未成者速散，已成者速溃，败脓自出，无用手挤，恶肉自去，不犯刀杖。服药后疼痛顿减，其效如神。治状虽云未成者服之速散，已成者服之速溃，此药当在成脓之时服之，方不负排脓内补之意。

人参_{去芦}　当归_{酒洗，去芦，焙干}　生粉草　川芎_{晒，不见火}　箭竿绵黄芪_{去叉芦，三寸长，截槌扁，用冷盐汤浸透，以瓷器乘，盖饭上，蒸三五次，焙燥细锉，同药碾}　防风_{去叉芦}　大厚朴_{去粗皮，以姜汁蘸，炙令燥}　苦梗_{味苦，大而白者，去芦，切焙}　白芷_{不见火，}

切 　**薄桂**去粗皮，淡者不见火，别为末。

上如法修制，晒焙令燥方秤，人参、当归、黄芪各二两。余药各一两，为细末，外方入桂末令匀。每服三钱，用无灰饼子酒调下，若是法酒，用曲糵物料，毒性重者，不可用，日夜各数服，以多为妙。服至疮口合，更服尤佳，所以补前损杜后患也。不饮酒人，浓煎木香汤调服，然终不若酒力之胜，或饮酒不多，能勉强间以木香汤兼酒调下，功效不减于酒。(一方有瓜蒌子仁。)

陈无择云，近胡丞相得一方，甚宝秘之，持以献洪丞相，丞相与之作序，言重于世，已遍行矣。其方乃《千金》内补散添黄芪，加人参，减桂，间有轻者，服之稍效，若真痈疽，为害反甚。内补十宣散，当在第四节用，当前服内消等药，候脓尽方得投之。苟专用此药，亦所谓守一法也。孔子不尝未达之药者，良有旨哉！士夫当深味斯言，无轻信医方，误天下后世，谨之谨之。

伍氏云：以上四方，治痈疽破溃脓出方可服之，以为排脓内补之意。

调节饮食兼平胃气论第五十三

论曰：《素问》云：形不足者，温之以气，精不足者，补之以味。大抵病疮毒后，焮热痛楚，心气烦壅，胸膈妨闷，不能饮食，所以患疮毒人，须借饮食滋味，以养其精，以助其真，不日可补安全。经云：脾为仓廪之官，胃为水谷之海，主养四旁。须用调理，进饮食为上。不然则真元虚耗，形体尪羸，恶气内攻，最难调护。可服茯苓开胃散、人参内补散、嘉禾散，仍兼服五香加犀角黄芪人参汤、排脓内补十宣散之类是也。

参苓顺气散 病痈疽之人，进饮食，降气健脾。

乌药一两半 白茯苓去皮 真紫苏子微炒 人参去芦。各一分 青皮去白，麸炒 粉草炙。各半两 白术泔浸半日，焙，麸炒 白芷不见火。各一两

上为细末，每服二钱，水一盏，生老姜连皮切三片，枣一枚，煎至八分，空心温服。（煎药不用干姜，能发热动气。）

李氏云：如病人气弱，不进饮食，合服嘉禾散，如赎到局中见成散子，每五两宜加人参、丁香、木香、沉香、白豆蔻仁各二钱重。昨有一贵人苦疽疾，医者用药失序，久而不痊，因致虚弱，全不饮食。愚欲进嘉禾散，而诸医争言，内有丁香发热，不可用。殊不知治疽之药，丁香预其一，况有因怒气而发疽，今嘉禾散中所用之药，尽是平和益脾胃降气之药。辨论不胜，迟迟①数日，服他药无效，卒于用之，而病人方能进食。自此以后，遇早晨住服他药，必进嘉禾散一服，疾安而后已。嘉禾散载《和剂局方》，不录。

茯苓开胃散方

白茯苓去皮，一两 粉草炙，半两 枳壳去穰，麸炒黄，一分
上为细末，每服一钱，入盐一捻，沸汤点服，无时候。

疮漏脉例第五十四

经云：陷脉为漏，留连肉腠。脉得寒即下陷，凝滞肌肉，故曰留连肉腠；肉冷亦能为脓血，故为冷漏，须用温药，方如后。

---

① 迟迟：原作"迟"，据类聚本改。

陷脉散 治漏疮及二三十年瘰瘤，或大如杯盂，久久不瘥，致有漏溃，令人骨肉消尽，或坚，或软，或溃，令人惊惕，寐卧不安，体中掣痛，愈而复作。

干姜_炮 琥珀 大黄 附子_{炮。各一两} 丹参_{三分} 石硫黄 白石英 钟乳粉 乌贼 鱼骨_{各半两}

上为末，贮以瓷合，围囊勿令泄气，若疮湿即敷，无汁即煎猪脂和敷之，以干为度。或死肌不消，加芒硝二两益佳。一法用胡燕屎一枚。

桂附丸 治气漏、冷漏诸疮。

桂心 附子_{炮裂，米醋中浸，再炮淬三五次，去皮脐} 厚朴_{姜制} 甘草_炙 白术_{各一两} 木香_{一分} 乳香_{二钱，别研}

上为末，炼蜜丸梧子大，大空心米饮下二三十丸。

痈疽杂方

治妇人乳疽、奶劳，**神效瓜蒌散方**。今俗呼为奶劳，即此之疾。

黄瓜蒌子多者一个_{去皮，焙为细末，如急用只烂研} 川当归_{先去芦，焙切细，半两} 通明没药_{一分，别研} 生甘草_{半两} 明乳香_{一钱，别研}

上用无灰酒三升，同于银石器中慢火熬取一升清汁，分为三次，食后服，如有奶劳，便服此药，杜绝病根，如毒气已成，能化脓为黄水，毒未成即内消，甚者再合服，以退为度。（乳疽之方甚多，独此一方神效无比，万不失一。）

立效散 治发背及诸痈疖及瘰疬有效，或妇人乳痈，与前方间服，神妙。

紫色皂角刺半斤，不用枯者，细锉，耐久炒赤　生粉草二两　乳香别研，半两　没药别研，一两　瓜蒌五个，去皮取肉并仁，捣碎，炒黄，干者不必炒

上为细末，每服二钱，温无灰好酒调下，无时候。

生肌散　敛疮口。

木香　槟榔　黄连洗去须

上等份，净器中碾罗为细末，时以敷疮，若疮溃烂敷了，更以常用膏药或云母膏贴之，听脓水自出，若用此药敷后，疮口未敛，白及末、轻粉各少许和匀敷，即得速效。

凡痈疽皆缘气滞血凝而致，宜服诸香，盖香能行气通血也。曾氏云：余病中服近六两，俟疮溃了则加减，又服四两许，乃香附子一味，名**独胜散**，如疮之初作，更服此代茶，每食后半盏许。

香附子去毛令净，以生姜汁淹一宿，焙干，碾令极细

上无时以白汤调二钱服。疮溃后，只以局中小乌沉汤，纳甘草，但用五分之一，乌药只用土者，何必用天台者。（多不真。）惟洪州所产为道地，正合本草之义也。疮愈后，常服半年尤妙。常器之云：凡气血闻香即行，闻臭即逆。疮疡皆由气涩而血聚，须待正气胜而脓化，使君行而不逆。疮疡固自腥秽，却反不喜臭秽，若不洁之气触之，毒必引蔓，已溃者必复发，以逆故也。昔人方法，无不用香，盖知所治也。饮食必香则气顺，衣着居处亦务鲜洁，接物语言，更防腋臭、闻他人口气之类，皆预防之，孝子、僧尼、寡妇悲怆之声，并宜避之。妇人月事行者，毋令入房，尤当忌谨。

临汝陈正节公云：（上元下桂。）大凡疽疾，多因怒气而得之。若有此疾，必多怒，但服香附子之药，进食宽气。云得之王太

丞传，服之有效。

梅花饮子 初作有热烦渴，便服此截定，防毒内攻。

忍冬_{四两} 栝楼根 葛根 川芎 乌梅_{和核} 生绵黄芪 赤皮甘草_生 苏木_{各一两}

上为粗末，分作四服，每分用水酒各一升，同入瓷瓶内，慢火熬十分，去三分，每服一小盏，无时。服此药，如毒已破，其热渐退，即常服，如患初作，未破，此药性虽和缓，大能去热毒。

替针丸 治痈疽已溃未破，或破后脓出不快者。

白丁香_{一字} 硇砂_{一字} 石灰饼药内种糯米十四粒（法在"将理门"中）[1] 没药_{一字} 乳香_{一字}

上为细末，粳米饭旋丸[2]，如麦粒大，每用一粒，未破，用津贴疮头薄处，已破脓滞不快，则用二粒，任疮内，使脓不滞，好肉易生。

绿云散 治五毒发疮，生于背脑。

金星凤尾草_{形如凤尾，叶背有金星者是，干秤四两} 生粉草_{一分，切}

上慢火焙为末，末分作四服，每用红酒一升，煎三五沸，入冷酒二升，和匀，量力饮之，以醉为度，立效。若曾服金石重药反者，此方最妙。

宣毒散 初发或灸后，用敷贴消肿，收赤晕围聚。

露蜂房_{三两，炒略焦} 南星 赤小豆_{各一两} 小米_{一合} 生草乌_{一分} 生白矾_{半钱}

---

① 原书来见"将理门"篇章，津氏注云：按《医方类聚》引《朱氏集验方》载神效膏方云：灶灰计即是饼药。
② 九：与下"如"字原倒，据类聚本乙正。

上为细末，用淡醋调涂四畔，干即再上。

塞里散 止痛消肿，初发服之则消散，已成则易溃，既溃则生肌，常服活血补损，不患疮痍。

黄瓜蒌三个，去皮，取穰子，炒　忍冬三两　乳香一两　苏木二两　没药一两半　甘草节炙，半两

上为粗末，每用药一两半，无灰酒三碗，同药入瓦瓶内，煮至一碗半，去滓，分为三服，空心、日午、临睡服，如要常服，即为细末，酒糊为丸，如弹子大，朱砂为衣，每服一丸，细嚼，当归酒下，打扑伤损患，服至五丸即安。

小五香汤 主热毒气卒肿痛诸发，或结作核，似痈疖而非，使人头痛寒热气急者，数日不除，杀人疾速，愈后余毒或触犯再肿，尤宜服之。

木香　沉香　藿香　丁香　熏陆香各一两

上为㕮咀，每服五钱，水一盏，煎至七分，去滓温服，不瘥更服，并以滓薄敷肿上。（《千金翼》无藿香，有麝香。）

炼石散 即麦饭石膏。

清凉膏 治发背，候取下毒心，次用清凉膏贴之。

川当归二两　香白芷　白及　木鳖子肉　黄柏　白蔹各一两　乳香　白胶半两　腻粉一斤　黄丹五两

上用清麻油十两，煎前六味，候紫色去之，入槐、柳枝各七寸，再煎少顷，又去之，入黄丹五两，熬成，入乳香等，重绵滤入罐子内贮之，用如常贴使。

碧油膏 止痛排脓，未溃用之，则消肿散毒，已溃破，则排脓生肌，如灸后，便用此膏贴，始终贴则尤佳。

桃枝　柳枝　桑枝　槐枝　皂角枝

上件焙干为末，麻油十两同煎，取八两，去滓令净，再入：

黄丹　乳香　血竭末各半两

上件药，再熬成膏，约七两以下，用瓷器盛，埋地中一宿，去火毒气，使时以无灰纸摊贴。

神验酒煎散　治痈疽发背诸疖毒，定痛如神。

人参　没药　当归各一两　甘草炙，一分　瓜蒌一个，半生半炒

上哎咀，以酒五升，煮至二升，净瓷瓶贮之，每服半盏，浸酒半盏，温服无时候，更用滓焙干，加当归生为末，酒煮面糊丸，如梧子大，每服五十丸，用此浸药酒吞下。顺气活血，无如此药也。

治痈疖小方三道

治些小痈疖方：结未成，不可用膏药贴，宜以药使内自①消，方取生鹿角尖于砂盆内，同老米醋浓磨，时以鹅翎涂拂于痈疖四围，当中留一口，遇干再涂，一二日即内消。

治痈疖方：每觉有些小痈疖，疼痛发热时，便用生粉草节，不炙不焙，只日晒干，若无日，于焙笼盖上微火烘干，碾为细末，以熟酒调二三钱服，连进数服，疼痛与热皆止。

治痈疽，结未成，并气凝滞，肿结成块者，用荣萸微炒为细末，鸡子清调涂病处，神妙。轻者宜用此方，若受重者，既消而再来。

升麻汤　治肺痈，胸乳间皆痛，口吐脓血，气作腥臭。

川升麻　苦梗　薏苡仁　地榆　黄芩去心　赤芍药　牡丹皮

---

①　自：原脱，据类聚本补。

去心　生甘草各三分

上为粗末，每服一两，水一升半，煎至五合，去滓温服，日三服。

补遗

论妇人

痈疽之疾，妇人与男子无异，惟有月闭、血虚、气结，无前三证，依常法治。

小儿

痈疽之疾，小儿纯阳多热，心气郁而多疮疽，胎食过而受热毒，犀角散为最，余如常法，大下恐伤其胃。

（此二条出《卫济宝书》）

仆闻凡疗痈疽，用针灸点烙，其功甚大。余为儿时，见亲戚一妇人病痈，在背之左，高大而熟，未破之间，有医者云可烙。彼时有一老成人云：凡背之上，五脏俞穴之所系，膈膜之所近，烙之不得其法，必致伤人。医答曰：宜浅而不宜深，宜横入不宜直入，（恐伤破膜子。）宜下而不宜上，（恐贮脓血。）得此诀，尽无妨也。于是烧铁火箸烙之，肉破脓出如湍水，自此而愈。当时直是恐人，非刽子手者不能为之，烙后真有神效，若不能识生熟浅深、上下横直之要妙，不若不烙之为愈，故载之末卷。

陈日华点烙痈疽法

世人于疮疖始发，辄用针灸，十死八九，盖毒方殷，以火助之，宜其危也。闻烙之功却大，方其已熟未溃之时，用铁箸一烙，极是快意，方扇火欲着时，诚是恐人，予久闻之，已深知其功，于临时犹且颤悸，况于未曾经得效之人乎？烙后脓水流通，百无所忌，名曰熟疮，只忌鸡肉，致恐疮突开，穴口宜向下，要脓水流通，仰则倒贮，然须是熟于用烙者，识浅深，知穴道，审生熟。非其时，则所出者皆是生血；当其时，则出黄脓瘀肉。予见人烙疮者甚多，用尖针烙者不得法，用平圆头者为妙。盖要孔穴通透，尖针头细，其口易合，徒耳吓人，针出复合，未必为功；惟用平圆，如锁衡纬铤之类乃妙。既烙得通，不得法者，便用法敷之，不能保养，疮口必再合，口合则不能必其效。妙哉之为牛膝根也，用细牛膝根，如疮口之大小，略刮去粗皮，顿入口中，留半寸以下，压在疮口外，即以嫩橘树叶，及地锦草各用一握许，研成膏，敷之其上。牛膝能去恶血，得恶血常流，而二草温凉止疼，随干随换，此十全之功。予尝有疔毒之患，每得此极效，每劝人点烙，听之者寡，从之者信，故书以告人。

用蝱针法
（出洪丞相《集效方》）

仆常治痈疖，不问老幼少壮，初发痈肿焮作，使用蝱针，亦是开门于出毒气之一端也，此法载《洪内翰方》中甚详，而仆用之，每获奇效，因而录之。

凡用痈疽觉见稍大，便以井边净泥，敷疮顶上，看其疮上有一点先干处，即是正顶，先以大笔管一个安于正顶上，却用大马蝱一条（本草名水蛭）安其中，频以冷水灌之，马蝱（又名黄蝱）当吮其正穴，脓血出，毒散是效，如毒大蝱小，须三四条方见功，腹傍黄者力大，若吮着正穴，蜮必死矣，其疮即愈。仆累试之，奇验。若血不止，以藕节上泥止之，白茅花亦妙。

痈疽经效杂方

（一十三道）

疗痈疽诸般疮疖，欲愈必痒，及疗肾脏湿痒妙方。陈日华云：盐之功用甚博。予一日胂上生一疖，以火烙之作效，数日疮口欲合，四边痒甚不可忍，令人以绢帛蘸汤熨洗甚快，快定复痒，再熨再痒，三熨觉倦。医者云：凡洗熨，最损人气血，每见疽病之后，被痒洗熨，随至眩绝。是时予痒并作，医者取盐一撮，于四缘遍擦，便觉疮内外清凉，少定作一般美快，更不复痒。嗣后偶灸疮，临可作金樱子。痒甚，取盐擦之，其效如初，痒甚则重擦，随其轻重，不觉快人，盐入疮口，亦无妨害。嗣后身体或有痒处，亦以盐擦，随即除去，且复佳甚。世人多有于疮疖初发时，用油盐以亟擦之令热，遂结聚不成，亦此意也，但余不曾用之。疖初发时，五更未语之唾，以手潜抹，亦是一法，故并录之。肾脏湿痒，无药可治，亦用盐擦得效，此亲试也。

《外台秘要》疗啬啬恶寒，似欲发背，或已生疮肿，瘾疹起方：以硝石三两，暖水一升，和令消，待冷，取故青布，沓三重，于赤处方圆，湿布揾之，热即频易，立瘥。

《经验方》治发背及诸般痈毒疮。

黑铅一片　甘草三两，微炙

锉，用酒一升[1]，著空瓶之傍，先以甘草置在酒瓶内，然后

---

[1]　升：类聚本作“斗”。

熔铅投在酒瓶中，却出酒在空瓶内，取出铅，依前熔后投。如此者九度，并甘草去之，只使酒令病者饮，醉寝即愈。

崔元亮《海上方》治发背秘法：李北海云：此方神授，极奇。

甘草三大两，生捣为末，大麦面九两，于一大盘中，搅和令匀，取上等好酥少许，别捻入药令匀，百沸水搜如饼剂，方圆大于疮一分，热敷肿上，以细片及故纸隔，令通风，冷则换之，已成脓水自出，未成脓便内消。

治痈疽发背，及脑疽：不论年远日近，诸般恶疮、冷漏、臁[①]疮等，悉皆主之。

七八月收自落地茄子花，去萼不用。

八九月收黄蜀葵花，去心、萼不用。

上二味，并曝干，等份为细末，每用先口含浆水洗疮令净，以软帛挹干，却以此药干掺，若稍觉赤肿硬痛时，用浆水调药如稀糊，以鹅翎扫所患处，用纱帛子护定，如脑疽不须洗，只以软帛拭去脓血，干掺，每日一易，神效不可具述。忌猪肉、鱼鲊、湿面、鸡羊鹅油、炙煿煎炒、毒物五十日。

《胜金方》治发背发脑，及痈疽热疖恶疮等：以腊月兔头，锉入瓶内，密封，久愈佳，涂帛上，厚封之，热痛者，得药如冰，频换瘥。

《集验方》治一切痈肿，未成脓者，拔毒：以牡蛎白者为细末，水调涂，干更涂。

《外台秘要》云：凡肿已溃未溃者，烧鲤鱼作灰，醋和涂之一切肿上，以瘥为度。

---

① 臁：原作"服"，据类聚本改。

《肘后方》治发背欲死：取冬瓜，截去头，合疮上，瓜当烂，截去，更合之，瓜未尽，疮已敛小矣，即用膏养之。

《李兵部手集方》疗毒疮肿，号叫卧不得，人不别者：取独头大蒜两颗，细捣，以麻油和研，厚敷疮上，干即易之，瘥。

张文仲治石痈，坚如石，不作脓者：生章陆根，捣烂搽之，燥即易。

《梅师方》治痈疽发背，或发乳房，初起微赤，不急治之即死，速消方：以苎根烂捣，敷之，数易。

寇宗奭治丹毒发于背，及一切痈肿：用金星草根叶一分，酒一大盏，煎汁服，不惟下所服石药，兼毒去疮愈，如不欲酒，将新汲水调二钱服，以知为度。

《经验方》治五毒发背：金星草和根净洗，慢火焙干，秤四两，入生甘草末一钱，分为四服，每服用酒一升，煎二三沸，后更以冷酒三二升相和，入瓶器内封却，时时饮之，忌生冷油腻毒物。

甲疽代指嵌甲方

（凡六道）

崔氏治甲疽，或因剔甲伤肌，或因甲长侵肉，遂成疮肿痛，复缘窄靴研损，四边肿㿇，黄水出，浸淫相染，五指俱烂，渐渐引上脚跌，泡浆四边起，如火烧疮，日夜倍增，医方所不能疗者：绿矾五两，形色似朴硝而绿色，置于铁板上，聚炭封之，囊袋吹令火炽，其矾即沸流出，色赤如熔金汁者，真也，候沸定汁尽，去火，待冷取出，研为末，色赤如黄丹，收之，先以盐汤洗疮，帛挹干，用此末敷之愈。

《梅师方》治甲疽：石胆一两，火上烧令烟尽，细研为末，敷疮上，不过四五度立瘥。

《灵苑方》治甲疽胬肉，裹甲脓血，疼痛不瘥：凡此疾须剔去肉中甲，不治亦愈，或已成疮，不瘥宜用此方。

乳香研细　胆子矾烧研

上等份敷之，肉消而愈。

《胜金方》治甲疽胬肉，脓血疼痛不瘥：牡蛎头厚处，生研为末，每服二钱，研靛花酒调下。如痛盛已溃者，以此末敷之，更一日三服。

《圣惠方》治代指：芒硝煎汤淋渍愈。

华佗治嵌甲累效方：

硇砂　乳香并研，各一钱重　腻粉半钱重　橄榄核三钱，烧存性　黄丹一字

上为末，以生麻油调，先以盐汤洗净挹干，敷之两上，效。

妇人妒乳乳痈方两首

葛稚川治妇人乳痈：以人牙齿烧灰，研令极细，以酥调涂贴痈上。

《兵部手集》疗妒乳硬欲结脓令消方：以鹿角于石上，磨取白汁涂之，干又涂，不得近手，并以人嗍却黄水，一日许即散。

金疮箭镞竹木刺汤火方

治恶疮、金疮、刀斧伤见血方：（方阙）上以好降真为末

贴之，入水并无妨，绝妙。（人号为上血竭也，方见华佗《中藏经》。）

《胜金方》治刀斧伤，止血生肌，**天蛾散**。

晚蚕蛾为末，掺匀，绢帛裹，随手疮合血止，一切金疮亦治。

崔元亮《海上方》疗金疮，刀斧伤破，血流不止：以石灰一升，石榴花半斤为末，取少许敷上，捺少时，血止便安。

《张氏经验方》治刀伤磕损，血不止，痛难禁：此出于荆门军点头录，余分教石城乡人戴尧臣作尉，试马于泮宫之前，马劣拶人于篱，戴损大指甲，离肉血淋，余偶记此方，亟令人将葱白煨烂，乘热缚定，痛与血随止，葱冷再易，遂不复痛，翌月洗面，全不见痕迹。小木匠姓雷，在教授厅工作，忽请暇，问之云脚跟为斧角所伤，乘急用泥塞，至今攻注成肿，发寒热，不可立，余遂令剔去旧土，令血再出，却用煨葱白敷之，不移时，雷复来，用斧凿矣，云一用葱白，痛住血止，今已不疼。推官宋琢定，验两处杀伤，气偶未绝，亟令保甲取葱白，锅内炒热，以敷伤处，继而呻吟，再易葱而伤者无事矣。曾以语乐平宰鲍旗，再会鲍曰：葱白甚妙，乐平人好斗多伤，每有杀伤公事，未暇诘问，先将葱白敷伤损者，活人甚众，大辟遂减，余亦自用皆效，仍无瘢痕。此方即传，其他刀伤搕损，不必它求，无葱白处以叶亦可，只是要炒热为上，时易为佳，伤多煨炮不及，但以干锅内，且烙且杵，令涎出，葱热用之妙。

《百一方》诸竹木刺在肉中不出：以蛴螬研，敷之刺上，立出。

《肘后方》治竹木刺在肉中不出：捣白茅根敷之，立出。《经验方同》。

《衍义》治竹木刺入肉：嚼牛膝根罨之，即出。

《肘后方》治箭镞入骨，不可拔者：以巴豆微熬，去壳与蜣螂。并研匀，涂所伤处，斯须痛[1]定，必微痒，且忍，待极痒不可忍，便撼动箭动镞拔之，立出。

孙真人治箭镞在咽喉胸膈，及针刺不出方：以螻蛄捣取汁，滴上三五度，箭头自出。

《肘后方》治中热油，及火烧，除外痛：以丹参八两，细锉，以水微调，取羊脂二斤，煎三上三下，以敷疮上愈。（《梅师方》同。）

《经验方》治汤火伤**至圣膏**：

鸡子黄一两

上用银石器内，熬自然油调好，粉敷之愈。

凡被汤火热油，痛不可忍，取廨下黑淤泥，量伤大小，斟酌多少，次加以老姜汁、麻油十分之一，共研令匀，搽伤处即愈。

又方：以尿桶下脓脚，搽伤处。

又方：以雄鼠粪（两头尖者是）烧存性，麻油、轻粉调涂愈。以上皆处处有之，仍有奇效。

悬痈方[2]

治谷道前后生痈，谓之悬痈，韶州刘从周方：

用横纹粉草一两，四寸截断以溪间长流水一碗，河水、井水不用，以文武火慢慢蘸水炙，约自早炙至午后，炙令水尽，不可急性擘开。

---

① 痛：原脱，据类聚本补。

② 悬痈方：原脱，据目录补。

甘草见心中觉水润，然后为透，细锉，却用无灰好酒二小青碗，入上件甘草，煎至一碗，温服之。一二服便可保无虞。此病初发如松子大，渐如莲子，数十日后始觉赤肿如桃李，即破，若破即难治。服此药虽不能急消，过二十日必消尽矣，投两服亦无害。林判院康朝尝患此痈，已破，服此药两服，疮即合，甚妙。

东都侍医法眼津轻意伯健寿校刊

男良策建意覆校

跋　语

戊午冬，《精要》刻成将刷行，偶得见韩本，乃是鹿门望氏之旧藏，文字有与前所校诸本不同者，更参对标记上方以续刻之。因思海内之广，犹必有异本，唯愿后贤重订尔。

己未初夏健寿识

伍起予序·跋

  大抵痈疽发于背者，至危殆之疾也，多至不救者，夫岂皆命也哉？然有法可活，非膏涂末敷之能愈。初觉便从头上作艾炷，宣泄蕴毒，使毒气殛夺，而无内蚀之患，惟头及颈则否，此更生法也。灼艾之外，则又有奇方存。起予平昔屡用屡效，实不敢私，以广其传。

升禧丁卯十月旦日江南西路提刑邹应龙

为之序跋刊于章贡

李嗣立序·跋

耕当问农，织当问婢，业之贵乎专门，固也。苟得于口耳道听，古人所不取。余自上世，本以儒术名家，取科第与乡荐，代不乏人，今犹未艾。于医方特寓意于其间，志在济人而已，他无苟焉。其视徒广于收方，每有所得，靳而不与人者，心实病之。凡士大夫家传名方，每喜于更相传授；至于医生术士，或有所长，赂以重贿，幸而得之，则必试用之，心知其经验。有因病来叩者，随证赠方，一无吝色。行之无倦，继志述事，今历二世。独背疽之疾，世医以为奇疾，望风敛手，于是尤尽心焉。始则试之田夫野人，中则用之富家巨室，久而献之贵官达宦，有如印券契钤之验。屡欲编集以贻后人，愧非专门而止。兹因贤士大夫适尔过听，谆谆下问，欲广其传，乃退而敬叹其存心之良，高出收方之士数百等。用是不敢固辞，取平昔所用经验之方，从而编次，明辨其证候，详论其颠末，与夫用药之先后、修合之精粗、病者之调摄、饮食居处之戒忌，靡所不载。自知鄙俚而繁赘，然以口授心传之术而寄于笔端，或不详且尽，因致错误，则性命所系，阴谴之报，其谁尸之？故不耻而为之撰集，用药之际，更宜谨思之、明辨之。宦游四方，闻见益广，续得名方，因风教告，以警不逮。岂特愚之素志，实君子闻善相告之意也。

> 庆元岁在柔兆执徐，律中大吕，中浣日，
>
> 遂江李迅嗣立书

新雕外科精要·跋 ①

　　《外科精要》三卷，南宋宿州名医陈自明良甫所著。原本佚已久矣，世所传熊均校本及薛己补注而已。而熊氏本有二，其一天顺甲申种德堂原刻，其一正德戊辰叶玄昊重刊，叶本舛误尤多，今俱稀流传。惟薛氏补注，收在十六种中，以行于世。然刊脱过半，非陈氏之旧，寿常憾焉。闻官库特有异本，寿以幸侍内班，恭请窥木天之秘，乃是陈氏原本，旧人墨书，文字端正，古香灵异，殆非人间物也。因誊写以藏焉。既而谓世之医家，独知有薛氏注本，而不知有熊氏校本；知有熊氏校本，而不知有良甫真本。今秘诸帐中，不若与海内俱焉。于是谋之于尚药丹波仲明元德，仲明大嘉寿之盛心，而促其举，且仲明家有朝鲜国所辑《医方类聚》二百六十余卷，其所援亦系于良甫原书，乃与其嗣廉夫元简商榷，对参校订，命工上梓，以广其流布。呜呼！斯书佚而不传，今而后得播于世者，实升平之余泽。渥恩攸覃及，孰不感戴乎哉？爰记其始末，以念后学云尔。

　　　　　　宽政丁巳仲秋初吉东都侍医法眼津轻意伯健寿撰

---

① 跋：底本中此跋文在目录之前，今保持原貌不作更动。

索 引

（按笔画排序）